I0052252

L'ANKYLOSTOMIASE

DANS LE

BASSIN HOUILLER DE SAINT-ÉTIENNE

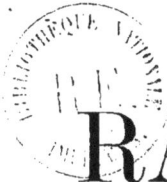

RAPPORT

PRÉSENTÉ A

Monsieur le Ministre des Travaux Publics

AU NOM DE LA

COMMISSION DE L'ANKYLOSTOMIASE

PAR LE

Dᴿ A. ROUSSEL

MÉDECIN HONORAIRE DES HÔPITAUX DE SAINT-ÉTIENNE

SAINT-ÉTIENNE

IMPRIMERIE DE « LA LOIRE RÉPUBLICAINE »

26, Rue de la Bourse, 26

AVRIL 1906

4° T 112 d

251

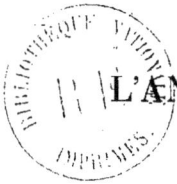

L'ANKYLOSTOMIASE

DANS LE

BASSIN HOUILLER DE SAINT-ÉTIENNE

d 112.

251

L'ANKYLOSTOMIASE

DANS LE

BASSIN HOUILLER DE SAINT-ÉTIENNE

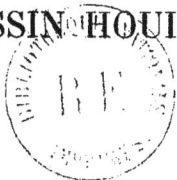

———

RAPPORT

PRÉSENTÉ A

Monsieur le Ministre des Travaux Publics

AU NOM DE LA

COMMISSION DE L'ANKYLOSTOMIASE

PAR LE

DR A. ROUSSEL

MÉDECIN HONORAIRE DES HÔPITAUX DE SAINT-ÉTIENNE

———

SAINT-ÉTIENNE

IMPRIMERIE DE « LA LOIRE RÉPUBLICAINE »

26, Rue de la Course, 26

—

AVRIL 1906

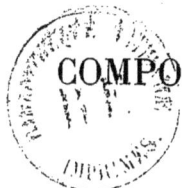

COMPOSITION DE LA COMMISSION

MM. TAUZIN, Ingénieur en chef des Mines, directeur de l'Ecole des Mines de Saint-Etienne, *président*.

BACHELLERY, Ingénieur ordinaire des Mines, *secrétaire*.

GLASSER, Ingénieur ordinaire des Mines.

Dr CHAVANIS, Médecin honoraire des hôpitaux de Saint-Etienne.

DU ROUSSET, Président du Comité des Houillères du département de la Loire.

CHAROUSSET, Directeur des Mines de la Péronnière.

BLACHIER, Délégué mineur de la Beraudière.

CHALANCON, Délégué mineur de Méons.

Dr ROUSSEL, Médecin des hôpitaux de Saint-Etienne, *rapporteur*.

Monsieur le Ministre des Travaux publics adjoignit à cette Commission locale :

M. le professeur BLANCHARD, Membre de l'Académie de Médecine de Paris.

Au cours des travaux de la Commission, des mutations administratives éloignèrent de Saint-Etienne MM. BACHELLERY et GLASSER. Ils furent remplacés par

MM. TAFFANEL, Ingénieur ordinaire des Mines.

SIEGLER, Ingénieur ordinaire des Mines, *secrétaire*.

L'ANKYLOSTOMIASE

DANS LE

BASSIN HOUILLER DE SAINT-ÉTIENNE

CHAPITRE I

Historique de l'Ankylostomiase dans le département de la Loire

L'histoire de l'anémie des mineurs en France s'ouvre, au mois de germinal an XI, par la célèbre relation de Hallé sur l'épidémie d'Anzin. M. le Dr Anatole Manouvriez (de Valenciennes), en 1876, l'a exposée avec un souci des documents originaux, une conscience et un talent qui n'ont pas été surpassés. Nous ne recommencerons point ce travail; nous nous bornerons à présenter l'historique, beaucoup moins connu, de l'anémie des mineurs dans le bassin houiller de Saint-Etienne.

Les traditions orales s'évanouissent, les manuscrits disparaissent, les documents imprimés même se raréfient. Au Congrès international d'hygiène tenu à Bruxelles en 1903, nous avons pu voir, non sans surprise, le rapporteur français présenter comme des épidémies d'ankylostomiase les retentissantes catastrophes de grisou, qui firent tant de victimes dans notre région, de 1871 à 1891. Nous voudrions, au début de ce rapport, dissiper quelques erreurs regrettables, et sauver, pendant qu'il en est temps encore, les restes d'un passé qui s'enfonce rapidement dans l'oubli.

Malgré l'ancienneté des carrières de houille dans le département de la Loire, l'anémie des mineurs était inconnue chez nous au commencement du xixe siècle. Nous avons sur ce point un témoignage probant. Jilet, médecin du plus grand mérite, note expressément, en 1804, que « cette espèce de maladie est inconnue chez les mineurs de houille de Rive-de-Gier ».

L'invasion ne tarda pas à se produire. La disparition graduelle des grandes forêts nécessaires à l'industrie de la verrerie poussa les verriers dans les régions riches en charbon. En 1739, Michel Robichon vint de Miélin, en Franche-Comté, s'installer à Givors. En 1780, une première verrerie fut créée à Rive-de-Gier par un perruquier de Lyon, nommé Claudius ; quelques années plus tard, une deuxième s'y élevait, et une troisième en 1803.

Les compagnons de Robichon étaient des Allemands, si nous en jugeons par les désinences de leurs noms ; mais, à la faveur des gigantesques événements politiques qui bouleversèrent l'Europe à la fin du xviiie siècle et au commencement du xixe, les verriers italiens, que nous trouvons en rivalité avec l'élément germanique dès le xvie siècle, l'emportèrent définitivement dans notre région, et aujourd'hui encore la colonie transalpine de Rive-de-Gier est très florissante.

Ce sont vraisemblablement les ouvriers venus d'Italie qui ont importé chez nous l'ankylostome duodénal.

Les premiers cas d'anémie des mineurs furent observés à Rive-de-Gier vers 1830 ; quelques-uns se terminèrent par la mort, et les médecins de la ville eurent l'occasion de pratiquer l'autopsie des malheureux qui avaient succombé. « Dans ce cas, disait le Dr Pautrier, on trouvait à l'autopsie tous les signes caractéristiques de l'anémie : tissus décolorés, cœur mou et flasque, point d'obstacle à la circulation. » Saint-Etienne était encore indemne. La première mention de la maladie se trouve dans une note présentée par M. le Dr Riembault, le 14 mars 1859, à la Société de médecine de Saint-Etienne et de la Loire. Le travail de M. Riembault, surtout théorique, ne renfermait aucune observation personnelle. Au cours de la discussion qui suivit, les médecins stéphanois s'accordèrent pour reconnaître la rareté de l'anémie chez nos mineurs.

Dans son livre sur l'*Hygiène des Ouvriers mineurs* publié en 1861, M. Riembault revenait sur ce sujet : « A Saint-Etienne, déclarait-il, il semble que les mineurs sont privilégiés et qu'ils sont moins sujets qu'ailleurs à ces maladies ».

Cependant, à certains indices, on devine que l'anémie commence à se montrer dans notre ville. L'observation d'un jeune homme de 24 ans, recueillie en 1860 à l'Hôtel-Dieu de Saint-Etienne, dans le service de M. le Dr Beroud, nous paraît significative.

Tôt ou tard, la proximité de Rive-de-Gier et les échanges

d'ouvriers, inévitables entre houillères voisines, devaient fatalement amener l'envahissement de Saint-Etienne. Une mesure d'ordre économique et politique à la fois précipita la crise. Le 23 novembre 1852, un décret-loi resté fameux obligea la Compagnie générale des Mines de la Loire à se fractionner. Un second décret du 17 octobre 1854 répartissait le territoire houiller de l'ancienne Compagnie entre quatre Compagnies anonymes nouvelles. Ce coup d'Etat industriel eut des conséquences inattendues. Il provoqua, notamment, d'importantes mutations dans le personnel des mines.

A la même époque, par une coïncidence remarquable, les couches de houille du district de Rive-de-Gier s'appauvrissaient. Beaucoup de mineurs montèrent à Saint-Etienne, dont le développement rapide frappait tous les esprits. Ils y apportaient avec eux l'ankylostomiase.

Pendant quelques années, la maladie resta dissimulée; mais, brusquement, l'épidémie dite « de Villebœuf » vint dessiller les yeux des médecins.

En 1865, un médecin de l'Hôtel-Dieu de Saint-Etienne, M. le Dr Million, fut frappé du grand nombre de malades anémiques qui se présentaient à l'hôpital. A un moment donné, il put compter dans son service jusqu'à trente-six hommes atteints d'anémie profonde. Il voulut remonter à la cause. Ses recherches lui apprirent que tous les malades étaient mineurs, que tous travaillaient à la mine de Villebœuf. Il communiqua ses observations à ses collègues de l'Hôtel-Dieu. Une enquête officielle fut ouverte, à la suite de laquelle vingt-sept anémiques intentèrent un procès à la Compagnie de Villebœuf. Le Tribunal

civil de Saint-Etienne nomma des experts : ingénieurs
et médecins. Nous avons pu, grâce à l'obligeance éclairée
de M. le directeur actuel de la mine de Villebœuf, consul-
ter le plus complet et le plus étudié des rapports que les
débats firent naître. Il est dû à la collaboration de M. le
Dr Riembault, de M. Baron, ingénieur, et de M. Guinard,
pharmacien-chimiste.

En 1859, la Compagnie de Villebœuf avait entrepris
de foncer un puits, le puits Pélissier, pour explorer les
richesses houillères de sa concession. On descendit à la
profondeur de 348 mètres sans trouver la couche espérée,
et l'on dut opérer des recherches par galeries, en diverses
directions.

Pendant les trois premières années, rien d'anormal ne
fut signalé ; mais, à partir de 1863, quelques ouvriers
commencèrent à souffrir d'anémie, et le nombre des
malades augmenta rapidement. Leurs plaintes étaient uni-
formes. « La chaleur, disaient-ils, est très élevée, acca-
blante surtout dans certaines galeries en percement
éloignées du courant d'air ; l'air sent le moisi, il est lourd
et donne mal à la tête. Les lampes brûlent mal. Les bois
pourrissent rapidement ; leur contact et celui des déblais
développent des boutons sur le corps. »

Les experts désignés par le Tribunal constatèrent que
la ventilation, conforme pourtant aux règles adoptées à
cette époque, était certainement insuffisante. La chaleur
des chantiers atteignait et dépassait fréquemment 30° C.
Nulle part ils ne trouvèrent de gaz délétères, tels que l'hydrogène sulfuré ou l'oxyde de carbone. Les lampes brûlaient
convenablement. L'acide carbonique n'existait pas en quan-

tité nuisible ; le grisou ne fut rencontré que dans un chantier, en faible quantité et d'une façon transitoire. Aucune odeur ne se dégageait des travaux. Et les experts concluaient que l'anémie était produite par la privation de lumière solaire, l'impureté persistante de l'air malgré tous les moyens de ventilation, les émanations méphitiques ou simplement irrespirables qui se dégagent des couches houillères, des matières organiques et des bois en décomposition, de la poitrine même des ouvriers et du foyer de leurs lampes.

Le même rapport, daté du 22 avril 1867, ajoutait que le creusement d'un nouveau puits, le puits Ambroise, serait bientôt achevé ; que, dans un mois environ, la communication serait établie avec les travaux actuels, et que l'aérage intérieur de la mine de Villebœuf deviendrait ce qu'il est dans les mines de cette profondeur, avec deux puits en communication.

Ainsi que le prévoyaient les auteurs du rapport, l'épidémie cessait en même temps que s'ouvrait le puits Ambroise. Elle avait frappé le dixième des ouvriers de la Compagnie et, sur 180 malades, 14 succombèrent.

Il n'y a pas eu, dans notre région, d'autre épidémie d'anémie des mineurs.

Des cas sporadiques n'en continuèrent pas moins à se montrer çà et là, à Villebœuf surtout et au puits des Rosiers. Le 15 février 1875, la Société de médecine de Saint-Etienne prit une initiative digne de tout éloge ; elle décida d'appliquer ses modestes ressources à la création d'un prix de 800 francs pour le meilleur mémoire qui lui serait adressé sur l'anémie des mineurs.

Le concours fut remarquable ; six mémoires parvinrent à la Société, et le 29 décembre 1876, sur le rapport de M. le Dr Riembault, elle décerna le premier prix à M. le Dr Anatole Manouvriez (de Valenciennes). Deux mentions étaient attribuées à M. Aimé Guinard (de Saint-Etienne), étudiant en médecine, et à M. le Dr Fabre (de Commentry). Elle fit, en outre, imprimer à ses frais les trois mémoires primés.

Les conclusions de tous les auteurs ne différaient guère. M. Manouvriez admettait que l'anémie des houillères était une intoxication, par absorption pulmonaire, cutanée et gastro-intestinale, des vapeurs de divers dérivés de la houille (amylène, hexylène, benzine, phénol, aniline, etc.) produits de distillation et de combustion lente de la houille exposée au contact de l'air.

« Parmi ces hydrocarbures, ajoutait-il, les plus volatils (amylène, hexylène, etc.) et l'aniline paraissent jouer le rôle principal dans la production de la maladie. »

Pour M. Guinard, qui n'était au fond que l'interprète des idées de M. le Dr Riembault, la cause de l'anémie était dans le « mauvais air », le « mauvais goût », comme disent les mineurs. Les parois des galeries sont constamment le siège d'oxydations lentes. Dans toutes les mines, le mélange d'oxygène et d'azote qui constitue l'air est toujours altéré dans sa composition ; l'oxygène diminue tandis que l'azote s'y trouve en plus grande abondance. On y rencontre de l'acide carbonique, de l'oxyde de carbone, du grisou, des traces d'ammoniaque, des carbures d'hydrogène, des miasmes enfin, et des effluves méphitiques de toute sorte.

M. le Dr Fabre incriminait, comme causes de l'anémie, la privation de lumière solaire, les altérations constantes de l'air des mines, la présence accidentelle de gaz toxiques ou irrespirables, les poussières, les miasmes, la haute température des galeries.

Les travaux des concurrents confirmaient pleinement les idées anciennes; aussi ingénieurs et médecins crurent-ils plus fermement que jamais que l'anémie des mineurs était due à une intoxication spéciale par les gaz émanés de la houille.

Une rude secousse ne tarda pas à ébranler le nouveau dogme. A la fin du mois de décembre 1881, M. le professeur Perroncito (de Turin), qui récemment et avec une admirable lucidité avait étudié l'anémie des ouvriers employés au percement du tunnel du Gothard, vint passer quelques heures à Saint-Etienne. MM. Calmette et Breton ont parlé d'une enquête entreprise par M. Perroncito dans le bassin de Saint-Etienne. Il n'y a jamais eu d'enquête au sens ordinaire du mot. Voici les faits dans toute leur simplicité :

M. le Dr Riembault choisit trois anémiques de son service hospitalier. Dans les selles des trois malades, M. Perroncito trouva des œufs d'ankylostome. Il en conclut, sans plus de recherches, que l'anémie des mineurs de Saint-Etienne était due au parasite et, le 2 janvier 1882, il présenta une note sur ce sujet à l'Académie de médecine de Paris.

Nous avons, ainsi que d'autres, très vivement reproché à M. Perroncito la hardiesse trop hâtive de sa généralisation ; l'éminent professeur n'en avait pas moins touché juste. Nous nous permettrons d'ajouter que les trois constatations positives faites sur les trois malades de M. Riembault montrent avec quelle sûreté les médecins stéphanois d'alors diagnostiquaient l'anémie des mineurs.

La découverte de M. Perroncito devint aussitôt, chez nous, le point de départ de recherches sérieuses, et deux internes de l'hôpital de Saint-Etienne, MM. Eraud et Trossat, présentèrent, le 17 mai 1882, à la Société des Sciences médicales de Lyon, un mémoire qui atténuait sensiblement la portée des conclusions du professeur de Turin.

M. Trossat reprit la question à pied d'œuvre et, en 1885, il présentait à la Faculté de médecine de Lyon, comme thèse de doctorat, un travail consciencieux intitulé : De l'ankylostome duodénal. Ankylostomasie et anémie des mineurs. Il y maintenait les opinions qu'il avait soutenues trois ans auparavant avec M. le Dr Eraud : « Nous avons pu, disait-il, constater que l'ankylostome existe non seulement chez les houilleurs atteints d'anémie, mais encore dans l'intestin des mineurs non anémiques. La maladie des ouvriers du Saint-Gothard n'est pas, à notre avis, comparable à l'anémie dite des mineurs. L'ankylostome duodénal n'est pas la cause essentielle de l'anémie dite des mineurs. Lorsque le parasite se rencontre chez un houilleur anémique, son action vient s'ajouter aux causes variées sous la dépendance desquelles s'est développée la maladie ».

Les conclusions de M. le Dr Trossat semblaient irréprochables, et la disparition graduelle de l'anémie des mineurs à Saint-Etienne parut les confirmer absolument. Aussi, en 1892, les deux médecins qui font partie de notre commission s'attachèrent-ils à mettre en relief la situation

favorable de notre bassin houiller. Dans une thèse qu'ils
inspirèrent à M. le Dr Aug. Roux, ils firent ainsi parler
leur élève : « Actuellement, cette maladie est devenue une
rareté, et, à l'Hôtel-Dieu de Saint-Etienne, nous restons des
mois entiers sans voir, soit à la consultation, soit dans les
salles d'hôpital, un seul mineur anémique. » Et, à la fin,
ils pouvaient dire : « La plupart des mineurs envoyés dans
les hôpitaux sous la rubrique d'anémiques sont en réalité
des mineurs atteints soit de néphrite, soit de cancer de
l'estomac ; leur anémie n'est donc que secondaire. »

Le puits des Rosiers fut abandonné par la Compagnie
des Mines de la Loire au mois d'août 1899 ; les anémiques
disparurent définitivement de nos salles d'hôpital. Nous
avons été plus d'une fois témoins de l'étonnement des
jeunes médecins qu'un concours heureux appelait à la
direction des services hospitaliers. A Lyon, ils avaient en-
tendu parler de l'anémie des mineurs de Saint-Etienne ;
sur place, ils ne la trouvaient plus.

L'enquête prescrite par M. le Ministre des Travaux
publics aura le mérite de remettre toutes choses au point.
Elle nous aura révélé plusieurs faits nouveaux. Elle nous
aura fixé sur la topographie de l'ankylostomiase dans notre
bassin houiller ; elle nous aura montré, aux portes mêmes
de Saint-Etienne, des foyers épidémiques que nous ne
soupçonnions pas ; elle nous aura fourni des lumières pré-
cises sur les modes et les conditions de l'infestation ; elle
nous aura fait toucher du doigt les causes qui régissent la
gravité ou l'atténuation de la maladie dans notre région ;
elle nous aura permis enfin de régler la lutte contre le
parasite et d'assurer, en un petit nombre d'années, l'assainissement de nos houillères.

CHAPITRE II

Conduite de l'Enquête

Avant d'aller plus loin, nous devons dire comment nous avons compris notre mission et quelles difficultés nous avons surmontées pour la remplir.

Saint-Etienne n'est pas un centre universitaire, et nous aurions été fort empêchés de conduire notre tâche à bonne fin, si la Commission administrative des Hospices ne nous avait généreusement ouvert le laboratoire de l'Hôpital de Bellevue. Elle prit à sa charge toutes les dépenses nécessitées par nos recherches techniques; elle garda en subsistance pendant tout un semestre M. le Dr Briançon, alors interne, que nous avions choisi pour pratiquer les examens microscopiques requis. Nous sommes heureux d'adresser l'hommage de notre reconnaissance à M. le Président du Conseil d'administration des Hospices civils et à ses collègues.

Pour le travail du laboratoire, la Commission dut penser à s'adjoindre un collaborateur. Un interne des Hôpitaux de Saint-Etienne, M. Briançon, s'était fait remarquer de ses chefs de service par son intelligence et son application ; il fut désigné et voulut bien se mettre à notre disposition. Il se rendit d'abord à l'Institut Pasteur de Lille, afin de se rompre aux méthodes actuellement usitées dans la recherche de l'ankylostome. M. le Professeur Calmette lui fit l'accueil le plus bienveillant et lui ouvrit largement son laboratoire et ses recueils de notes. De Lille, notre envoyé passa à Liège, où M. le Professeur Malvoz et M. le Dr Lambinet voulurent bien lui donner les renseignements les plus précieux sur le fonctionnement des dispensaires pour ankylostomiasiques.

Nous remercierons aussi le Comité des Houillères de la Loire. C'est grâce à ses subsides que M. le Dr Briançon put accomplir son voyage. C'est le Comité des Houillères qui a payé toutes les dépenses nécessitées par le déplacement des ouvriers que nous appelions à Saint-Etienne ; c'est lui qui a contribué pour une large part aux frais de l'impression de la thèse de M. Briançon et qui a pris à sa charge la mise au jour de notre rapport.

De retour à Saint-Etienne, à la fin du mois de juin, M. Briançon se mit au travail avec une ardeur qui ne se démentit pas un seul instant. Au commencement du mois d'octobre, il avait examiné les matières de près de 1.300 mineurs. Avec l'autorisation de la Commission, il a utilisé ses recherches dans sa thèse de doctorat et il a écrit, sur la maladie des mineurs, une monographie très étendue et très documentée. Nous avons contrôlé minutieusement et, pour ainsi dire, au jour le jour le travail de notre jeune collaborateur, et nous nous le sommes approprié ; nous ne pouvons en faire un meilleur éloge.

Nous avons trouvé l'accueil le plus courtois auprès

des directeurs des Compagnies houillères et des ingénieurs chargés de l'exploitation. Les éclaircissements que nous demandions, de quelque nature qu'ils fussent, nous étaient fournis avec une parfaite obligeance : toutes les portes s'ouvraient devant nous; nous devons ici rendre un légitime hommage à la loyauté que nous avons rencontrée partout sur notre chemin.

La Commission voulut prendre un premier contact avec l'ankylostomiase; elle fit appel aux médecins des Compagnies aussi bien qu'à ceux des Caisses de secours, et les invita à lui adresser tous les cas d'anémie dont ils auraient connaissance. Notre tentative échoua complètement.

Huit mineurs seulement furent désignés; mais, si M. le Dr Berthod (de Grand'Croix) n'avait eu l'idée de nous adresser trois ouvriers soignés autrefois dans le service de M. le Professeur agrégé Bouveret, à Lyon, nous eussions pu croire que la maladie n'existait plus dans notre région. Sur les trois mineurs de M. Berthod, deux se trouvaient encore infestés; le troisième, retraité, ne descendait plus dans la mine : il était guéri. Sur les cinq derniers, un seul présentait une très faible contamination; les autres, atteints d'affections du cœur ou des poumons, n'hébergeaient point d'ankylostomes.

Force nous était d'adopter un autre mode de travail.

Avant tout, nous devions limiter notre tâche. La Commission ne disposait d'aucune ressource pécuniaire et dépendait, à cet égard, de la bonne volonté du Comité des Houillères ; M. Briançon ne pouvait rester à notre disposition que jusqu'au mois d'octobre. Nous nous décidâmes à examiner seulement dix pour cent des travailleurs du fond. Mais, pour découvrir sûrement le parasite, nous eûmes le soin de ne pas prendre les mineurs au hasard. A priori, deux catégories d'ouvriers nous paraissaient plus susceptibles d'infestation que les autres : les ouvriers anciens et les chétifs. Si nous avions chance de rencontrer l'ankylostome, c'était chez eux.

Nous prîmes donc un nombre égal d'ouvriers dans les deux catégories. Ainsi nous nous mettions dans les meilleures conditions pour atteindre le ver et établir la topographie de la maladie. Mais, par contre, notre manière de procéder nous interdisait de tirer un pourcentage quelconque des chiffres que nous obtenions. Dans tel puits nous avons trouvé l'ankylostome vingt-trois fois sur vingt-cinq ouvriers examinés ; nous aurions assurément commis une grossière erreur en concluant que les mineurs de ce puits sont infestés dans la proportion de 92 pour 100.

Les dénominations de débiles, chétifs, anémiés, maladifs, malingres, que nous avons employées au cours de l'enquête, ne désignent pas très exactement l'état des ouvriers rangés sous ce chef. En réalité, les mineurs dont nous parlons ne sont ni chétifs, ni malingres : ils sont capables d'un bon travail ; mais ils sont plus pâles que les autres, ils ont une apparence moins robuste, ils recourent plus souvent à la Caisse de secours pour raison de maladie.

La division des ouvriers en anciens et en chétifs nous a permis de faire d'intéressantes constatations. Les résultats ne diffèrent guère, chez les uns et chez les autres, dans la plupart des puits ; parfois, cependant, la discordance est flagrante. Ainsi, au puits neuf de la Chana, nous trouvons six ankylostomiasés sur dix-sept chétifs, et pas un seul sur onze anciens. Il est vraisemblable que la mine n'est pas contaminée et que les ankylostomiasés viennent d'ailleurs.

Nos mineurs se sont soumis de fort bonne grâce aux exigences que nous avions formulées. Dans une salle spéciale, sous la surveillance d'un infirmier ou d'un gouverneur, ils s'introduisaient un suppositoire de glycérine solidifiée et s'exonéraient dans un seau hygiénique. Puis, le gardien enfermait une partie des matières rendues dans un petit pot de porcelaine. Sur chaque pot se lisait un numéro d'ordre ; il nous était donc très facile de retrouver le mineur qui avait fourni le contenu.

Nous ne pouvions guère dépasser le chiffre de vingt examens par jour, car chaque matière était l'objet de deux et même de trois préparations microscopiques. Tous les matins, une vingtaine de pots nous parvenaient à l'hôpital de Bellevue, apportés par un exprès.

A la Compagnie des Mines de Roche-la-Molière et Firminy, dirigée par M. Voisin, échut le périlleux honneur de débuter. Dès le premier jour, le service fonctionna parfaitement et nous n'eûmes rien à y corriger dans la suite.

En même temps que nous procédions aux examens, nous faisions prendre des renseignements sur l'état des mines. Un questionnaire fut adressé à toutes les Compagnies houillères de notre bassin. Elles étaient priées d'indiquer la nature de la mine, sa sécheresse ou son humidité, les modes d'évacuation des eaux, la température des chantiers et celle du retour d'air, l'état de la ventilation, le nombre des ouvriers; elles devaient dire s'il existait des lavabos-vestiaires, si des installations spéciales permettaient aux mineurs de satisfaire à leurs besoins naturels soit au dehors, soit au fond de la mine.

Au moment où s'ouvrait notre enquête, M. Looss n'avait pas encore démontré l'importance de la voie cutanée dans l'infestation ankylostomiasique; et, préoccupés surtout de l'ingestion des larves par la bouche, nous prenions des renseignements minutieux sur l'eau distribuée aux ouvriers.

Comme il arrive toujours, à mesure que se déroulait l'enquête, des points de vue, inaperçus tout d'abord, attiraient notre attention et nous engageaient à des recherches nouvelles. Nous avons interrogé plusieurs centaines de mineurs sur leurs habitudes les plus humbles, et nous avons ainsi connu des détails fort intéressants. Grâce à l'obligeance des médecins des Compagnies et des Caisses de secours, qui ont bien voulu nous admettre à leur consultation, nous avons pu examiner nombre d'ouvriers malades.

Enfin, sous la conduite des ingénieurs du Corps des Mines et de ceux des Compagnies, nous sommes descendus dans les puits les plus contaminés. Nos visites souterraines ont été des plus fructueuses.

CHAPITRE III

Résultats bruts de l'Enquête

Par le district de Firminy, au Sud-Ouest, le bassin houiller de Saint-Etienne confine au département de la Haute-Loire; par celui de Rive-de-Gier, au Nord-Est, il se termine aux limites du département du Rhône. C'est l'ordre que nous avons suivi. Nous avons passé successivement en revue :

1o La Compagnie des Mines de Roche-la-Molière et Firminy;

2o La Compagnie des Mines de la Beraudière et de Montrambert;

3o La Compagnie des Mines de la Loire;

4o La Mine de Villebœuf;

5o La Compagnie des Houillères de Saint-Etienne;

6o Les Mines de la Chazotte;

7o Les Houillères de Monthieu;

8o La Mine du Cros;

9o Les Houillères de Saint-Chamond;

10o La Compagnie des Mines de la Péronnière;

11o La Société du Ban-Lafaverge, à Grand'Croix;

12º Les Mines de la Haute-Cappe;

13º Les Houillères de Rive-de-Gier, à Grand'Croix.

Les petites exploitations d'Unieux et du Bourgeat ne nous ont fait aucun envoi. Elles n'occupent, d'ailleurs, qu'un nombre minime d'ouvriers; peu profondes, peu chaudes, elles paraissent se trouver dans de bonnes conditions hygiéniques.

Nous donnerons d'abord les résultats bruts de l'enquête; nous aurons ensuite à les interpréter.

Compagnie des Mines de Roche-la-Molière et Firminy

1º PUITS LACHAUX

Deux quartiers : quartier Camille et quartier Gérentet.

A. *Quartier Camille.*

Nature du quartier : poussiéreux et chaud.

Profondeur : entre 15 et 150 mètres.

Température du retour d'air : 27º à 29º.

Température maxima des chantiers : 35º à 40º.

Nombre d'ouvriers du fond : 150.

Ouvriers examinés : 15.

Ankylostomiasés. $\begin{cases} \text{Anciens : 5 sur 7.} \\ \text{Maladifs : 8 sur 8.} \end{cases}$

B. *Quartier Gérentet.*

Nature du quartier : humide.

Profondeur : 15 à 60 mètres.

Température du retour d'air : 18º à 20º.

Maxima des chantiers : 20º.

Nombre d'ouvriers : 100.

Ouvriers examinés : 10.

Ankylostomiasés. { Anciens : 5 sur 5.
{ Maladifs : 5 sur 5.

2º PUITS ADRIENNE

Nature du quartier : normale.

Profondeur : 60 à 120 mètres.

Température du retour d'air : 17º.

Maxima des chantiers : 20º.

Nombre d'ouvriers du fond : 165.

Ouvriers examinés : 16.

Ankylostomiasés. { Anciens : 0 sur 8.
{ Anémiés : 1 sur 8.

L'infestation est très faible chez le mineur atteint. Dans trois préparations microscopiques, on ne découvre qu'un seul œuf d'ankylostome.

3º PUITS MONTERRAD Nº 2

A. *Plan Lagrange.*

Nature du quartier : humide et chaud.

Profondeur : 120 à 250 mètres.

Température du retour d'air : 24º à 27º.

Maxima des chantiers : 27º à 28º.

Nombre d'ouvriers : 185.

Dix-huit envois; mais deux sont inutilisables.

Ankylostomiasés. { Anciens : 5 sur 7.
{ Malades : 7 sur 9.

B. *Contrées la Barge et la Bargette.*

Nature des quartiers : humides.

Profondeur : 50 à 250 mètres.

Température du retour d'air. { La Barge : 21º.
{ La Bargette : 18º à 20º.

Maxima des chantiers. { La Barge : 23º.
{ La Bargette : 20º.

Nombre d'ouvriers : 160.

Ouvriers examinés : 21.

Ankylostomiasés. { Anciens : 6 sur 11.
{ Maladifs : 6 sur 10.

C. *Couches du Soleil.*

Nature des quartiers : poussiéreux.

Profondeur : 120 à 250 mètres.

Température du retour d'air : 19º à 20º.

Maxima des chantiers : 23º.

Nombre d'ouvriers : 125.

Ouvriers examinés : 10.

Ankylostomiasés. { Anciens : 3 sur 5.
{ Maladifs : 2 sur 5.

4º PUITS DU BAN

Nature des quartiers Chaponot et Préher : humides.
Profondeur : 15 à 100 mètres.
Température du retour d'air : 16º à 18º
Maxima des chantiers : 20º.
Nombre d'ouvriers : 275.
Ouvriers examinés : 24.

Ankylostomiasés. { Anciens : 0 sur 12.
{ Anémiés : 1 sur 12.

Tous les ouvriers anciens sont indemnes, et l'infestation chez l'ouvrier atteint n'est pas forte. On ne rencontre en moyenne qu'un œuf d'ankylostome par champ microscopique (Verick, ocul. 1, obj. 3).

5º PUITS MALAFOLIE II

Quartier Est.

Nature du quartier : poussiéreux.
Profondeur : 250 à 350 mètres.
Température du retour d'air : 24º.
Maxima des chantiers : 33º à 40º.
Nombre d'ouvriers : 320.
Ouvriers examinés : 30.

Ankylostomiasés. { Anciens : 1 sur 15.
{ Anémiés : 0 sur 15.

Le mineur atteint l'est faiblement.

6º PUITS DOLOMIEU

Nature des quartiers : normale.

Profondeur : 50 à 200 mètres.

Température du retour d'air : 24º.

Maxima des chantiers : 23º à 28º.

Nombre d'ouvriers : 350.

Ouvriers examinés : 34.

Ankylostomiasés.
$\begin{cases} \text{Anciens : 1 sur 13.} \\ \text{Anémiés : 1 sur 21.} \end{cases}$

L'infestation est faible chez les deux mineurs atteints.

7º PUITS GRUNER

A. *Région rejetée.*

Nature des quartiers : poussiéreux.

Profondeur : 200 à 310 mètres.

Nombre d'ouvriers du fond : 150.

Température du retour d'air : 25º.

Maxima des chantiers : 25º à 30º.

Nombre d'ouvriers : 150.

Ouvriers examinés : 19.

Ankylostomiasés.
$\begin{cases} \text{Anciens : 2 sur 7.} \\ \text{Débiles : 3 sur 12.} \end{cases}$

Aucun des cinq mineurs atteints n'est fortement infesté.

B. *Région centrale.*

Nature des quartiers : normale.
Profondeur : 200 à 310 mètres.
Température du retour d'air : 20°.
Maxima des chantiers : 23°.
Nombre d'ouvriers : 250.
Ouvriers examinés : 19.

Ankylostomiasés. { Anciens : 1 sur 10
Débiles : 1 sur 9.

8° FENDUE DES CHAMPONNIÈRES

Nature du quartier : normale.
Profondeur : 10 à 60 mètres.
Température du retour d'air : 20°.
Maxima des chantiers : 20°.
Nombre d'ouvriers : 50.
Ouvriers examinés : 7.

Ankylostomiasés. { Anciens : 0 sur 3.
Anémiés : 1 sur 4.

9° PUITS DES GRANGES

Nature du quartier : peu humide, pas poussiéreux.
Profondeur : 0 à 110 mètres.
Température du retour d'air : 20°.
Maxima des chantiers : 26°.

Nombre d'ouvriers : 188.

Ouvriers examinés : 19.

Ankylostomiasés. { Anciens : 0 sur 10.
{ Anémiés : 0 sur 9.

10° PUITS COMBES

A. *3e couche*. Un peu humide.

B. *La Varenne*. Peu humide, pas poussiéreux.

Profondeur : 0 à 220 mètres.

Température du retour d'air : 20°.

Maxima des chantiers : 27°.

Nombre d'ouvriers : 298.

Ouvriers examinés : 29. Le 30e envoi était inutilisable.

Ankylostomiasés. { Anciens : 4 sur 15.
{ Anémiés : 4 sur 14.

Compagnie des Mines de la Beraudière et de Montrambert

1° LA BERAUDIÈRE. PUITS SAINT-DOMINIQUE

A. *3e brûlante rejetée*, plans 1 et 3, et *2e brûlante*, plans 1 et 2 de la région centrale et plan n° 1 Nord.

Nature des quartiers : 3e brûlante, chaude et humide. — 2e brûlante, chaude et sèche.

Profondeur : 339 à 422 mètres.

Température du retour d'air : 29°.

Maxima des chantiers : 31°.

Nombre d'ouvriers : 246.

Ouvriers examinés : 17.

Ankylostomiasés. { Anciens : 7 sur 8.
                  { Maladifs : 8 sur 9.

B. *Grande Couche* (Sud et centrale) et *couche des Littes*.

Nature des quartiers : humides.

Profondeur : 339 à 422 mètres.

Température du retour d'air : 23°

Nombre d'ouvriers : 329.

Ouvriers examinés : 32.

Ankylostomiasés. { Anciens : 15 sur 16.
                  { Maladifs : 12 sur 16.

2° LA BERAUDIÈRE. PUITS FERROUILLAT

A. *Grande Couche. Crêt de Mars.*

Nature des quartiers : secs.

Profondeur : entre 339 et 389 mètres.

Température du retour d'air : 25°.

Nombre d'ouvriers : 237.

Ouvriers examinés : 24.

Ankylostomiasés. { Anciens : 4 sur 12.
                  { Maladifs : 4 sur 12.

B. *2e brûlante rejetée*, plans nos 2, 3, 4.

Nature des quartiers : chauds et secs,
Profondeur : entre 289 et 389 mètres.
Température du retour d'air : 29°.
Maxima : 31°.
Nombre d'ouvriers : 193.
Ouvriers examinés : 22.

Ankylostomiasés. { Anciens : 9 sur 11.
{ Maladifs : 10 sur 11.

3° MONTRAMBERT. PUITS MARSEILLE

Nature des quartiers : chauds.
Profondeur : 406 à 516 mètres.
Température du retour d'air : 25°.
Maxima des chantiers : 30°.
Nombre d'ouvriers : 469.
Ouvriers examinés : 49.

Ankylostomiasés. { Anciens : 8 sur 24.
{ Maladifs : 9 sur 25.

4° MONTRAMBERT. PUITS DEVILLAINE

Nature des quartiers : chauds.
Profondeur : 356 à 516 mètres.
Température du retour d'air : 26°.
Maxima des chantiers : 29°.
Nombre d'ouvriers : 463.
Ouvriers examinés : 51.

Ankylostomiasés. { Anciens : 9 sur 27.
{ Maladifs : 7 sur 24.

Compagnie des Mines de la Loire

1° PUITS MONTMARTRE Nᵒˢ 1 ET 2

Nature des quartiers : normale.
Profondeur : entre 85 et 290 mètres.
Température du retour d'air : 25°.
Maxima des chantiers : 26°.
Nombre d'ouvriers : 695.
Ouvriers examinés : 61.
Ankylostomiasés : 15 sur 61.

2° PUITS CHATELUS Nᵒ 1

Nature des quartiers : légèrement poussiéreux.
Profondeur : 240 à 427 mètres.
Température du retour d'air : 23°.
Maxima des chantiers : 24°.
Nombre d'ouvriers : 167.

PUITS CHATELUS Nᵒ 2

Légèrement poussiéreux.
Profondeur : 155 à 215 mètres.
Température du retour d'air : 22° 1/2.
Maxima : 23°.
Nombre d'ouvriers : 344.
Ouvriers examinés (puits 1 et 2) : 57.
Ankylostomiasés : 8 sur 57.

3o PUITS DE LA LOIRE

Nature des chantiers : poussiéreux.
Profondeur : 152 à 560 mètres.
Température du retour d'air : 27o.
Maxima : 28o.
Nombre d'ouvriers du fond : 321.
Ouvriers examinés : 29.

Ankylostomiasés. $\left\{ \begin{array}{l} \text{Anciens : 1 sur 14.} \\ \text{Maladifs : 4 sur 15.} \end{array} \right.$

4o PUITS RAMBAUD

Nature du quartier : poussiéreux.
Profondeur : entre 200 et 400 mètres.
Température du retour d'air : 24o.
Maxima des chantiers : 28o.
Nombre d'ouvriers : 309.
Ouvriers examinés : 25.

Ankylostomiasés. $\left\{ \begin{array}{l} \text{Anciens : 4 sur 11.} \\ \text{Débiles : 4 sur 14.} \end{array} \right.$

5o PUITS NEUF DE LA CHANA (Division de Villars)

Poussiéreux.
Profondeur : entre 370 et 507 mètres.
Température du retour d'air : 26o.
Maxima : 29o.

Nombre d'ouvriers : 361.

Ouvriers examinés : 28.

Ankylostomiasés. { Anciens : 0 sur 11.
{ Débiles : 6 sur 17.

6º PUITS BEAUNIER (Division de Villars)

Poussiéreux.

Profondeur : entre 257 et 373 mètres.

Température du retour d'air : 25º.

Maxima des chantiers : 27º.

Nombre d'ouvriers : 280.

Ouvriers examinés : 23.

Ankylostomiasés. { Anciens : 0 sur 11.
{ Débiles : 0 sur 12.

_____

Mine de Villebœuf

Sèche, poussiéreuse.

Profondeur : 560 mètres.

Température : 26º à 32º.

Sur 39 envois, 3 ont été inutilisables.

Ouvriers examinés : 36.

Ankylostomiasés. { Anciens : 1 sur 16.
{ Chétifs : 3 sur 20.

_____

Compagnie des Houillères de Saint-Etienne

1º PUITS SAINT-LOUIS

Nature des chantiers : humidité à l'aval, poussière à l'amont.

Profondeur : entre 340 et 590 mètres.

Température maxima dans les travaux de dépilage : 25º.

Maxima dans les chantiers de traçage : 30º.

Sur 35 envois de matières, 2 n'ont pu être utilisés.

Ouvriers examinés : 33.

Ankylostomiasés. { Anciens : 0 sur 18.
{ Débiles : 0 sur 15.

2º PUITS VILLIERS

Poussiéreux.

Profondeur : 504 à 620 mètres.

Température du retour d'air au puits de la Pompe : 24º.

Sur 26 envois, 3 étaient inutilisables.

Ouvriers examinés : 23.

Ankylostomiasés. { Anciens : 0 sur 13.
{ Malingres : 0 sur 10.

Températures prises le 20 janvier 1906, dans les travaux du 3e étage. (M. Siegler, ingénieur ordinaire du Corps des Mines.)

Température extérieure................... 0°
Retour d'air général des étages 3 et 5......... 24°
Retour d'air des tailles Ouest T. B. du 5e étage. 25°
Retour d'air des tailles en tranche du mur. 24° 1/2
Retour d'air de l'ancien quartier Est en rem-
blayage et du quartier de Châteaucreux..... 25°
Retour d'air du quartier de Châteaucreux ..... 21°
Dans le traçage cote 67.................... 23°
Dans la taille 15 et les autres tailles de Château-
creux................................. 21°
Retour d'air général de l'étage n° 1.......... 24°
Dans la taille 9 de l'étage n° 1............... 27°

3° PUITS DU TREUIL

Poussiéreux.

Profondeur : 305 à 520 mètres.

Température du retour d'air à la sortie-recette du
puits de la Manufacture : 22°.

Sur 20 envois, 4 ont été inutilisables.

Ouvriers examinés : 16.

Ankylostomiasés. { Anciens : 0 sur 8.
{ Débiles : 0 sur 8.

Températures prises le 19 janvier 1906, dans les travaux de 11e couche (M. Siegler).

Température extérieure................... 6°
Retour d'air général des travaux T. B. 198..... 20°

Retour d'air Ouest........................ 20°

Retour d'air de la taille 9................... 21°

Retour d'air Est............................ 22°

Dans la taille 8........................... 22°

Dans le niveau inférieur de la taille 5......... 23°

Dans la taille 5........................... 22°

Dans la taille 4........................... 22°

Dans la taille 1........................... 22°

Entrée d'air du quartier Ouest.............. 20°

Entrée d'air du quartier Est................ 21°

Retour d'air général du quartier aval taille 23 *bis*
et traçage 25......................... 21°

4° PUITS MARS

Humide, très humide.

Profondeur : 205 à 404 mètres.

Température du retour d'air : 18° en hiver, 21° à 22°
en été.

Sur 37 envois, 5 n'ont pu être utilisés.

Ouvriers examinés : 32.

Ankylostomiasés. { Anciens : 0 sur 17.
{ Malingres : 0 sur 15.

———

Températures prises le 27 décembre 1905, dans certaines tailles et niveaux du quartier Nord de première tranche. Ce quartier est le plus humide de la mine. (M. Siegler.)

Température extérieure...................   9⁰
Sommet de la fendue Mars.............. 18⁰ 1/2
Bas de la fendue Mars 20⁰
Bas du plan des limites 20⁰ 1/2
Niveau supérieur de la taille 12.............   22⁰
Dans les tailles 4 *bis* et 4....................   19⁰
Niveau inférieur de la taille 8...............   17⁰
Dans la taille 8........................ 17⁰ 1/2
Niveau inférieur de la taille 11..............   16⁰
Dans la taille 7...........................   15⁰
Niveau inférieur de la taille 7............ 14⁰ 1/2

5⁰ PUITS VERPILLEUX

(TROIS GROUPES)

A. *1ᵉʳ groupe, 8ᵉ couche.*

Nature des chantiers : normale, ni poussiéreuse, ni humide.

Température des chantiers : 7⁰ à 19⁰ en hiver, 14⁰ à 22⁰ en été.

B. *2ᵉ groupe, 13ᵉ couche.*

Un peu humide.

Profondeur : 74 à 212 mètres.

Température des chantiers : 17⁰ à 22⁰ en hiver, 17⁰ à 26⁰ en été.

C. *3e groupe, 13e couche Verpilleux.*

Poussiéreuse et très sèche. On arrose les chemins pour abattre les poussières.

Profondeur : 305 à 375 mètres.

Température : 7° et 25° en hiver, 11° et 28° en été.

Sur 31 envois, 2 ont été inutilisables.

Ouvriers examinés : 29.

Ankylostomiasés.   { Anciens : 0 sur 13.
{ Malingres : 0 sur 16.

———

Températures prises le 28 décembre 1905, dans certaines tailles et niveaux du quartier Est de l'exploitation de 13e couche Neyron. Ce quartier est le plus humide de la mine. (M. Siegler.)

Température extérieure.....................   8°

Au bas de la fendue Neyron..............   15° 1/2

Retour d'air général des tailles Est au sommet du plan du Château..............   17° 1/2

Dans la taille 32.......................   17° 1/2

Dans la taille 30........................   18°

Dans le niveau supérieur de la taille 28 et niveau inférieur de la taille 30 en arrière de la taille 28.....................   19° 1/2

Dans la taille 28.......................   18° 1/2

Dans la taille 26.......................   18° 1/2

Dans le niveau inférieur de la taille 26.....   18° 3/4

Dans la taille 20......................... 20°
Dans le niveau inférieur de la taille 20
(entrée d'air par le quartier Est)........ 18° 1/2

6° TERRENOIRE-MASSARDIÈRE

Humidité dans une partie de la mine, peu ou pas de poussière.

Profondeur : 140 mètres.

Température très variable suivant les chantiers, entre 15° et 30°.

Sur 11 envois, 1 n'a pu être utilisé.

Ouvriers examinés : 10.

Ankylostomiasés. { Anciens : 0 sur 5.
{ Débiles : 0 sur 5.

Mines de la Chazotte

1° PUITS PETIN-VORON

Nature des chantiers : la poussière existe en assez grande quantité ; quantité d'eau négligeable.

Profondeur : 280 à 400 mètres.

Température : 20° et 25°.

Un envoi impossible à utiliser.

Ouvriers examinés : 32.

Ankylostomiasés. { Anciens : 0 sur 13.
{ Chétifs : 0 sur 19.

2º PUITS LACROIX-SAINT-JOSEPH

Le quartier Est seul est humide ; ce quartier représente le 7e de l'exploitation. Le quartier Ouest est sec ;
mais le charbon ne donne pas beaucoup de poussière.

Profondeur : 280 à 417 mètres.

Température : 18º au puits Lacroix ; 25º au puits
Saint-Joseph.

Envois inutilisables : 5.

Ouvriers examinés : 28.

Ankylostomiasés. { Anciens : 0 sur 14.
                 { Chétifs : 0 sur 14.

2º PUITS LUCY-LOUISE-FAY

Les travaux sont très aquifères ; l'humidité est considérable ; la poussière n'existe pas.

Profondeur : 170 à 280 mètres.

Température : entre 20º et 25º. Elle atteint 30º dans
certains chantiers.

Envois inutilisables : 2.

Ouvriers examinés : 23.

Ankylostomiasés. { Anciens : 0 sur 11.
                 { Chétifs : 1 sur 12.

(Le seul mineur atteint n'est pas un ancien ouvrier du
puits.)

Houillères de Monthieu

Humides.

Profondeur : Puits Marinoni : 113 mètres. — Puits Simon : 30 mètres.

Température : 15º en moyenne à Basly (fendue) ; 25º à 30º à Antonia.

Un envoi inutilisable.

Ouvriers examinés : 18.

Ankylostomiasés : 0 sur 18.

Mines du Cros

Humides.

Profondeur : 40 à 145 mètres.

Température : 15º à 18º.

Ouvriers examinés : 12.

Ankylostomiasés : 0 sur 12.

Houillères de Saint-Chamond

Mine fraîche, pas de poussière ; le niveau du fond est assez humide.

Profondeur : Puits Rigaudin, 6ᵉ couche : 76 à 132 mètres. — Puits Mazenod : 40 à 70 mètres.

Température : Rigaudin : 20º ; Mazenod : 15º.

Un envoi inutilisable.

Ouvriers examinés : 12.

Ankylostomiasés. $\left\{\begin{array}{l}\text{Puits Rigaudin : 0 sur 8.}\\\text{Puits Mazenod : 0 sur 4.}\end{array}\right.$

Mines de la Péronnière, à Grand'Croix

1º COMBERIGOL

Travaux secs sans être poussiéreux.

Profondeur : 560 à 707 mètres.

Température. Entrée d'air : 21º ; sortie d'air : 30º.

Envois inutilisables : 4.

Ouvriers examinés : 24.

Ankylostomiasés. $\left\{\begin{array}{l}\text{Anciens : 6 sur 11.}\\\text{Chétifs : 8 sur 13.}\end{array}\right.$

2º PÉRONNIÈRE. PUITS SAINT-CLAUDE

Travaux secs sans être poussiéreux.

Profondeur : 250 à 450 mètres.

Température. Entrée d'air : 20º ; sortie d'air : 29º.

Un envoi inutilisable.

Ouvriers examinés : 5.

Ankylostomiasés. $\left\{\begin{array}{l}\text{Anciens : 2 sur 2.}\\\text{Chétifs : 2 sur 3.}\end{array}\right.$

3º PLAT-DE-GIER. PUITS GILLIER
ET PUITS COUCHOUD

Travaux très secs et poussiéreux.

Profondeur : 590 à 862 mètres.

Envois inutilisables : 3.

Ouvriers examinés : 38.

Ankylostomiasés. Puits Gillier. { Anciens : 2 sur 10.
Chétifs : 10 sur 15.

Id.   Puits Couchoud. { Anciens : 1 sur 6.
Chétifs : 5 sur 7.

Société Anonyme du Ban-Lafaverge,
à Grand'Croix

PUITS SAINTE-MARIE

Humidité.

Profondeur : 435 mètres.

Température moyenne de l'ensemble des travaux, y compris les galeries d'aérage : 24º (13 juin).

Un envoi inutilisable.

Ouvriers examinés : 7.

Ankylostomiasés. { Anciens : 0 sur 3.
Débiles : 2 sur 4.

Mines de la Haute-Cappe

1º PUITS GUILLEMIN

Atmosphère des travaux assez humide ; pas de poussière.

Profondeur : 318 mètres.

Température minima : 24º ; maxima : 27º.

Ouvriers examinés : 9.

Ankylostomiasés. { Anciens : 0 sur 4.
{ Chétifs : 1 sur 5.

2º PUITS COLLENON

Air humide, sans poussière.

Profondeur : 322 mètres.

Température minima : 21º ; maxima : 27º.

Ouvriers examinés : 7.

Ankylostomiasés. { Anciens : 1 sur 4.
{ Chétifs : 0 sur 3.

Houillères de Rive-de-Gier, à Grand'Croix

PUITS SAINT-LOUIS

Nature des quartiers : poussiéreuse.

Profondeur : 175 à 477 mètres.

Température. Entrée d'air : 17°.

Retour d'air : 24°.

Maxima : 26°.

Trois envois inutilisables.

Ouvriers examinés : 21.

Ankylostomiasés. { Anciens : 0 sur 10.
{ Débiles : 1 sur 11.

Notre tâche consistait à rechercher l'ankylostome ; cependant, chemin faisant, nous avons rencontré d'autres parasites ; nous ne ferons que les signaler.

La présence des œufs de tricocéphale est à peu près constante dans les selles de nos mineurs ; ce ver nous paraît inoffensif. Ni la fièvre typhoïde, ni l'appendicite ne sont communes chez nos ouvriers. Une trentaine de fois, nous avons trouvé des œufs d'ascaride. Dans douze cas, nous avons rencontré la *rhabdomena intestinale* sous ses deux formes : l'anguillule intestinale et l'anguillule stercorale. L'oxyure vermiculaire ne s'est présenté qu'une seule fois à notre observation. Jamais nous n'avons vu le tænia ; cependant, M. le Dr Berthod (de Grand'Croix) nous dit que le bothriocéphale est fréquent dans sa circonscription médicale. La viande n'y est pas surveillée. Dans une quarantaine de déjections, recueillies pour la plupart à Roche-la-Molière et à Firminy, nous avons noté la présence d'acariens morts ; ils provenaient sans doute du fromage consommé par les ouvriers.

Quelques savants ont prétendu que l'ankylostome ne

cohabitait jamais avec l'ascaride. Nos examens infirment leur opinion. Nous avons noté quatre fois l'association des deux parasites. Deux fois nous avons constaté la présence simultanée de l'anguillule intestinale et de l'ankylostome.

Enfin, nous avons choisi, près des puits les plus contaminés, soixante-douze personnes, femmes et enfants, employées au triage du charbon. Nous avons examiné leurs matières ; nous y avons découvert presque toujours des œufs d'ascaride ; jamais nous n'avons rencontré l'œuf de l'ankylostome.

Nous pouvons maintenant résumer en quelques lignes les résultats que nous venons de faire connaître dans tous leurs détails.

Les deux districts exploités par la Compagnie des Mines de Roche-la-Molière et Firminy sont inégalement infestés par l'ankylostome. Les puits de Roche-la-Molière : Dolomieu, Grüner, la fendue des Champonnières, sont très peu contaminés. Le puits Combes l'est davantage ; mais, par contre, le puits des Granges est complètement indemne.

A Firminy, la situation est moins bonne. Nous avons trouvé au puits Lachaux un foyer intense d'ankylostomiase. Le puits Monterrad nᵒ 2 est fortement infesté ; mais les puits Adrienne, du Ban nᵒ I, Malafolie nᵒ II, sont à peine touchés.

L'infestation est très forte dans tout le domaine de la Compagnie des Mines de Montrambert. Par le nombre et la gravité des cas d'ankylostomiase, la Compagnie de Montrambert occupe le premier rang. Encore devons-nous dire que la division de Montrambert (puits Marseille et Devillaine) est moins atteinte que la division de la Beraudière (puits Saint-Dominique et Ferrouillat).

A la Compagnie des Mines de la Loire, la situation est beaucoup moins critique : les puits qui touchent à la concession de la Beraudière : Montmartre, Châtelus nos 1 et 2, comptent un assez grand nombre d'ankylostomiasés ; le puits Rambaud ne le leur cède en rien ; mais à mesure qu'on s'éloigne, les cas deviennent plus rares. Le puits de la Loire, le puits neuf de la Chana ne sont que légèrement contaminés, et le puits Beaunier, de la division de Villars, est indemne.

La Mine de Villebœuf, autrefois si éprouvée, est faiblement atteinte.

Viennent maintenant les Houillères de Saint-Etienne, dont tous les puits sont indemnes : Saint-Louis, Villiers, du Treuil, Mars, Verpilleux, Terrenoire–Massardière.

Les Mines de la Chazotte sont tout aussi favorisées. Les puits Petin-Voron, Lacroix-Saint-Joseph sont francs de parasites. Nous n'avons qu'un seul ankylostomiasé au puits Lucy-Louise-du-Fay; encore le mineur atteint n'est-il pas un ancien ouvrier de l'exploitation.

Les Houillères de Monthieu, la Mine du Cros, les Houillères de Saint-Chamond ne renferment pas de parasites.

A Grand'Croix, nous retrouvons l'ankylostome. Le puits Saint-Claude, le puits Gillier, le puits Couchoud, de la Compagnie des Mines de la Péronnière, sont atteints dans une forte proportion.

Aux Mines de la Haute-Cappe, comme aux Houillères de Rive-de-Gier (Grand'Croix), l'infestation est très faible.

CHAPITRE IV

Interprétation de l'Enquête

Nous pouvons dire que la publication de nos résultats a presque fait scandale et nous désirons, avant d'entrer dans le vif du sujet, répondre aux deux objections principales qui nous ont été présentées.

S'il s'agit des Mines de la Chazotte, du Cros, de Monthieu, de Saint-Chamond, aucun doute ne s'élève ; mais on affecte de parler avec insistance de l'habileté de la Compagnie des Houillères de Saint-Etienne. Nous avons déjà rendu hommage à la loyauté des administrateurs de nos Sociétés minières, et nous ne pensons pas que la droiture de la Compagnie des Houillères de Saint-Etienne soit plus sujette à caution que celle des autres. Mais, si nous nous donnons la peine de réfléchir, nous ne voyons pas comment il eût été possible de nous tromper. Les Compagnies indemnes ignoraient, comme nous-mêmes, ce que dévoilerait le microscope ; elles n'ont certainement pas eu les moyens d'examiner les matières de tous leurs ouvriers pour ne nous remettre que celles des mineurs sains, et sûrement elles ne l'ont pas fait.

Des Compagnies les reproches pouvaient remonter

jusqu'à nous. Nous avons exploré le territoire indemne au mois de septembre et assurément nos examens ont été, à ce moment, particulièrement difficiles. En étalant nos préparations sur la lame du microscope à l'aide de la lamelle, nous percevions la présence de corpuscules très durs et souvent nous ne pouvions obtenir une minceur suffisante. Insistions-nous, la lamelle se brisait. De là, pour le mois de septembre, une proportion anormale d'envois que nous avons déclarés inutilisables. En réfléchissant à la nature des corpuscules que nous trouvions dans un grand nombre de selles, nous avons pensé qu'il s'agissait de grains végétaux, de grains de poire, pour mieux dire. Ce fruit était alors abondant sur les marchés, peu cher ; et les ouvriers en faisaient une grande consommation.

La présence des grains a beaucoup gêné le travail de M. le Dr Briançon ; mais nos conclusions n'en sont pas infirmées. Nous avons très valablement examiné la presque totalité des matières qui nous ont été remises. Et, lorsque nous avons atteint Grand'Croix, nous avons retrouvé en grand nombre nos œufs d'ankylostome. Dussions-nous mettre au compte de l'ankylostomiase tous les envois dont nous n'avons pu tirer parti, l'addition terminale n'en serait pas sensiblement modifiée.

Les personnes étrangères à nos études s'étonnaient de l'absence du parasite dans quelques-unes de nos mines ; notre surprise égalait la leur, mais elle était orientée en sens inverse. L'anémie des mineurs avait, en fait, disparu de nos hôpitaux et l'enquête nous démontrait que l'ankylostome était encore présent dans nombre d'exploitations houillères de notre bassin.

En second lieu, nous étions frappés de l'extrême irrégularité de la distribution vermineuse. Il arrivait, par exemple, que, de deux puits presque contigus, l'un était indemne et l'autre fortement infesté, et cela malgré l'échange inévitable des travailleurs entre les divers chantiers de la même Compagnie, aussi bien qu'entre deux Compagnies voisines.

Le troisième sujet de notre étonnement fut de trouver sur le bord septentrional de notre cuvette houillère une bande de territoire complètement épargnée. Bord septentrional ne saurait être ici qu'une expression géographique, car la région Sud de Saint-Etienne, exposée au Nord et d'altitude plus grande, est certainement plus froide.

La zone privilégiée commençait en pointe sur la concession des Mines de la Loire, prenait toute sa largeur au niveau des Houillères de Saint-Etienne, des Mines du Cros, des Houillères de Monthieu, des Mines de la Chazotte et se terminait en s'effilant à Saint-Chamond.

Assurément, nous n'avons pas la prétention d'avoir tout éclairci ; nous pensons, cependant, que nos recherches projettent une lumière assez vive sur des points restés jusqu'ici fort obscurs.

L'irrégularité de la présence du parasite est un fait extrêmement remarquable. Notre territoire houiller est de peu d'étendue ; nous savons que l'ankylostome existe depuis près de quatre-vingts ans dans le bassin charbonnier de la Loire, que les échanges d'ouvriers sont fréquents entre les puits et entre les Compagnies. Comment se fait-il que tous les chantiers ne soient pas contaminés, et au même degré ? C'est que tous les puits ne sont pas également propres au développement de l'ankylostome et nous essayerons de le montrer.

En effet, les conditions naturelles des gîtes exercent une influence majeure sur la présence ou l'absence du ver ; nous placerons, en premier lieu, la sécheresse de la mine.

Sans eau, point d'ankylostome ; l'œuf n'éclôt pas, la larve n'évolue pas. Les mines sèches et poussiéreuses, tout ensemencées qu'elles puissent être, ne laissent pas éclore les germes.

C'est à cette cause que nous attribuons la rareté et même l'absence de l'ankylostome au puits Malafolie II de la Compagnie de Firminy, au puits Beaunier de la Compagnie des Mines de la Loire, au puits Villiers, au puits du Treuil de la Compagnie des Houillères de Saint-Etienne, au puits Petin-Voron des Mines de la Chazotte, au puits Saint-Louis des Houillières de Rive-de-Gier.

Si les puits Châtelus n°s 1 et 2, le puits de la Loire et le puits neuf de la Chana sont peu atteints, c'est qu'ils sont poussiéreux. La mine de Villebœuf nous fournit, à point nommé, un remarquable exemple. Nous sommes au siège de l'épidémie de 1862-1867, la température y est toujours très élevée : 26° à 32°, les ouvriers y sont moins fixes qu'ailleurs. Mais aujourd'hui les chantiers sont secs et poussiéreux. Aussi les mineurs atteints sont-ils peu nombreux ; sur 16 anciens, nous ne trouvons qu'un ankylostomiasé.

La seconde condition de la salubrité d'un puits est la fraîcheur de la température. Tous les puits froids sont indemnes. S'ils paraissent contaminés, c'est qu'ils ont donné asile à des ouvriers anciennement atteints, qui proviennent d'autres exploitations.

Ce sont des puits froids que le puits Adrienne (température du retour d'air : 17°), que le puits du Ban I (température d'air : 16° à 18°, maxima des chantiers : 20°), que la fendue des Champonnières (température du retour d'air : 20° ; maxima des chantiers : 20°), que le puits des Granges (température du retour d'air : 20°), que le puits du Treuil (22° au retour d'air), que le puits Mars (retour d'air : 18° en hiver, 21° à 22° en été), que le puits Verpilleux (8ᵉ couche, retour d'air : 7° à 19° en hiver, 14° à 22° en été), que le puits Lacroix (18°), que la fendue Basly (15° en moyenne), que la Mine du Cros (15° à 18°), que le puits Rigaudin (20°), que le puits Mazenod (15°).

Notre enquête s'est poursuivie pendant la saison chaude de l'année 1904, et les températures que nous avons relevées sont des températures d'été. En hiver, l'élévation du thermomètre est beaucoup moindre. La Compagnie des Houillères de Saint-Etienne a eu l'heureuse idée de nous adresser quelques températures d'hiver ; le thermomètre marque environ 4 degrés de moins qu'en été. Il s'ensuit que pendant l'hiver les chantiers deviennent plus inhospitaliers encore au parasite. L'œuf, nous le savons, périt au bout d'un mois, s'il ne trouve pas dans le milieu extérieur la chaleur indispensable à son éclosion.

Jetons maintenant un coup d'œil sur les mines humides.

Si les mines sèches sont nuisibles au développement des larves, les houillères humides présentent, au contraire, un milieu propice à leur éclosion. En effet, nous voyons que le puits Monterrad nᵒ 2, humide, est fortement infesté ; le puits Saint-Dominique l'est plus encore. Mais le puits du Ban I, le puits des Gránges, le puits Mars sònt humides aussi, et pourtant l'infestation y est nulle ou presque nulle.

Trouverons-nous l'explication de cette contradiction dans l'abondance plus ou moins grande de l'eau? Nous savons que l'œuf n'éclôt pas dans l'eau pure et courante, que la larve ne peut y subir ses mues. Nous pouvons ainsi concevoir une mine où l'eau soit si abondante que son lavage perpétuel la mette à l'abri des atteintes de l'ankylostome. Les magnifiques travaux exécutés aux mines d'or de Schemnitz, en Hongrie, sous l'inspiration de M. le Dr Tôth, montrent bien ce que l'on pèut obtenir par le drainage et l'écoulement rapide des eaux. Mais ici nous n'observons rien de semblable. La différence de nos mines en teneur d'ankylostomes tient à leur différence en chaleur.

Les puits humides que l'ankylostome habite sont des puits chauds ; les puits d'où l'ankylostome est absent sont des puits froids.

Le puits Monterrad n° 2 est chaud, la température du retour d'air est de 24° à 27°. Au puits Saint-Dominique, le thermomètre au retour d'air indique 29°.

Par contre, les autres puits que nous avons signalés pour leur humidité sont froids. Au puits du Ban I, la température du retour d'air est de 16° à 18° ; au puits des Granges, le retour d'air donne 20° ; au puits Mars, nous notons 18° en hiver, 21° à 22° en été ; nous avons 15° à la fendue Basly ; 15° à 18° à la Mine du Cros ; 15° à 20° aux puits Rigaudin et Mazenod des Houillères de Saint-Chamond. Et ils sont stériles.

C'est qu'en effet l'humidité ne suffit pas, il faut encore

que le parasite trouve une chaleur suffisante. Sans eau, pas d'ankylostome; sans chaleur, pas d'ankylostome non plus; il faut pour que le ver éclose et évolue une combinaison appropriée de chaleur et d'humidité qu'il rencontre dans un certain nombre de nos houillères.

La chaleur de la mine provient de causes diverses. D'abord, elle est fonction de la profondeur. Au-dessous de la couche à température constante, le thermomètre s'élève régulièrement à raison d'un degré centigrade par trente mètres en chiffres ronds.

Dans notre bassin, la houille vient souvent affleurer au ras du sol. Aussi, nombre d'exploitations sont-elles superficielles. Les grandes profondeurs ne sont atteintes que dans le district de Rive-de-Gier. Nous relevons la cote de 707 mètres à Comberigol et de 862 mètres au puits Gillier.

La profondeur n'est donc pas la cause principale de la chaleur anormale que nous trouvons dans quelques-unes de nos mines. Plusieurs sont, en raison même de la nature de la houillère, sujettes à des feux souterrains.

Le puits Lachaux est dans ce cas. Il est très superficiel et cependant nous constatons que la température du retour d'air oscille entre 27º et 29º.

Dans toutes les mines, l'oxydation lente des cadres de boisage abandonnés et des matières organiques contenues dans les remblais élève singulièrement la température.

Les catastrophes de grisou qui ont endeuillé notre bassin ont eu sur la chaleur de nos mines et, par conséquent, sur l'ankylostomiase une répercussion très favorable.

Nos ingénieurs ont lutté contre le gaz dangereux par la ventilation à outrance et, du même coup, les anémiques se raréfiaient et même disparaissaient. L'heureuse influence de l'aération avait été déjà signalée en 1867 ; à l'ouverture du puits Pélissier, l'épidémie de Villebœuf prenait fin. Dès qu'une mine chaude et mal aérée était pourvue d'une bonne ventilation, l'état des travailleurs s'y améliorait. Aussi les partisans de l'intoxication par les gaz dérivés de la houille avaient-ils beau jeu : leur argumentation paraissait irréfutable. Une analyse plus serrée nous a appris que l'aérage triomphe de l'ankylostome en abaissant la température des chantiers et des galeries.

Les Houillères de Saint-Etienne doivent certainement à leurs ventilateurs leur basse température et, par ricochet, l'absence du parasite. Au puits Villiers, chaque ouvrier dispose de 124 litres d'air par seconde ; au puits du Treuil, de 108 litres par seconde ; au puits Mars, de 100 litres. Au puits Verpilleux, la ventilation est plus intense encore ; la quantité d'air assurée à chaque mineur n'est pas inférieure à 200 litres par seconde.

Au moment où s'ouvrait notre enquête, nous relevions la température de 29° au retour d'air des exploitations de la Beraudière. Le 22 août 1905, nous visitions le puits Saint-Dominique et nous nous apercevions que l'ouverture du puits Pinel avait très avantageusement modifié l'état du premier. Nous ne trouvions plus que 23° au retour d'air. Nous pouvons prévoir que la situation hygiénique ne tardera point à s'améliorer.

La mine ne nous a pas toujours livré son secret ; il est tel puits qui, *a priori*, constitue un milieu favorable au

développement du ver, nous n'y avons cependant pas
trouvé d'ankylostomiasés. Qu'est-ce à dire ? Si la mine est
indemne, c'est que le parasite n'y a pas encore été introduit.

N'oublions pas que l'ankylostome est d'origine relativement récente. Il y a cent ans, Rive-de-Gier l'ignorait;
en 1855, Saint-Etienne ne le connaissait pas. Toutes nos
houillères n'ont pas été contaminées d'un seul coup; même
aujourd'hui, quelques-unes n'ont pas encore reçu le germe
épidémique. C'est le cas, pour nous, des Mines de la
Chazotte. Le puits Lucy-Louise-du-Fay nous paraît dans les
conditions requises pour le développement de l'ankylostome. Mais les Houillères de la Chazotte touchent de toutes
parts à des exploitations indemnes : Saint-Chamond, La
Massardière, Houillères de Saint-Etienne. Leur position
est légèrement excentrique et ne se trouve pas sur la voie
principale de Rive-de-Gier à Saint-Etienne. Le recrute-
ment de la main-d'œuvre y est surtout local. Tandis que
les mineurs de la Chazotte viennent volontiers travailler
à Saint-Etienne, ceux de la grande ville n'ont aucune
tendance à s'éloigner de ses faubourgs. Le ver n'a pas
encore été importé aux Mines de la Chazotte, et c'est à cela
qu'elles doivent leur intégrité actuelle.

Un exemple tout contraire montre bien l'importance
de l'ensemencement. A Roche-la-Molière, le puits des
Granges est indemne; le puits Combes, dans la même
division, est assez fortement contaminé. A cela nous pouvons fournir une explication très simple.

Le puits des Granges est exploité depuis longtemps ;
les ouvriers qui y travaillent habitent Roche-la-Molière.
Le puits Combes, au contraire, est ouvert depuis peu

d'années. Il fallait le peupler. Le puits Lachaux, à Firminy, est à peu près épuisé : on n'y fait plus que du glanage et, dans deux ou trois ans au plus, les chantiers seront définitivement abandonnés. La Compagnie de Roche-la-Molière et Firminy transporta au puits Combes une partie des mineurs que la diminution d'extraction au puits Lachaux laissait libres. Les ouvriers apportaient avec eux le parasite, ils infestèrent le puits neuf.

Nous expliquons de la même manière la contamination du puits Gillier de la Compagnie de la Péronnière. A l'ouverture de cette belle exploitation, on prit les ouvriers des puits voisins : ils y introduisirent le ver.

Nous sommes tentés de placer dans la même catégorie le puits Couchoud et le puits neuf de la Chana.

A la Chana, les chétifs sont atteints dans la proportion de 6 sur 17 ; au contraire, sur 11 anciens, aucun ne présente d'œufs dans les selles. Nous sommes autorisés à penser que l'infestation des débiles vient d'ailleurs et que le puits même, très poussiéreux, est indemne.

Au puits Couchoud, la disproportion de l'infestation chez les anciens et chez les chétifs nous pousse aux mêmes conclusions.

L'intégrité absolue des femmes et des enfants chargés de trier le charbon nous permet d'affirmer que chez nous l'ankylostome ne peut vivre que dans la mine. La température extérieure ne lui est pas assez clémente, il ne trouve pas au dehors la chaleur nécessaire à ses transformations.

En somme, une mine chaude, mais sèche et poussiéreuse, échappera à la contamination ; une mine humide, mais froide, jouira du même privilège. Même chaude et humide à la fois, une houillère échappera à l'infestation aussi longtemps qu'on n'y introduira pas l'ankylostome. Connaissant la nature de la mine, nous pouvons prévoir les destinées des œufs qui y seront déposés. La prophylaxie retirera d'une pareille étude les indications les plus précieuses.

CHAPITRE V

Biologie de l'Ankylostome

Avant d'aller plus loin, nous devons étudier la biologie du dangereux parasite. Nous négligerons beaucoup de détails, nous insisterons seulement sur les points qui nous permettront de comprendre la vie du ver, les chemins qu'il suit pour arriver au tube digestif du mineur, les désordres qu'il produit. Munis de ces connaissances préalables, nous saurons comment l'empêcher de pénétrer dans l'organisme humain, de quelle façon l'atteindre, par quels moyens réaliser sa destruction totale.

La forme générale de l'ankylostome est celle des vers communs; le corps est allongé et cylindrique. Les sexes sont portés par des individus distincts.

La femelle est longue de 10 à 18 millimètres, large d'un millimètre. Le mâle, plus petit, mesure seulement en longueur de 6 à 11 millimètres, en largeur cinq dixièmes de millimètre.

Les femelles sont aussi plus nombreuses; on en rencontre ordinairement trois pour un seul individu mâle.

Il est facile de distinguer à l'œil nu les mâles des

femelles. Chez les premiers, l'extrémité caudale s'épanouit en une sorte de corolle quadrilobée; c'est la bourse copulatrice. Le corps des femelles, au contraire, se termine en pointe.

La vulve s'ouvre à la réunion des deux tiers antérieurs avec le tiers postérieur du corps. Dans la copulation, le mâle prend une position perpendiculaire à la direction de l'axe général de la femelle. M. le Prof. Bugnyon (de Lausanne) a pu voir et dessiner l'accouplement de l'ankylostome.

La bouche annonce un animal redoutable. Taillée obliquement aux dépens de la face dorsale, elle est garnie du côté ventral de quatre dents chitineuses, recourbées en crochet, qui servent à fixer solidement l'animal à la muqueuse intestinale lorsqu'il a pénétré dans le tube digestif de l'homme. Ces dents sont implantées dans un bourrelet musculaire épais et puissant dont la saillie contribue à l'aspect étrange de l'extrémité céphalique.

Outre les dents-crochets, la bouche porte du côté dorsal deux petites dents triangulaires et tranchantes, placées à droite et à gauche d'une échancrure à laquelle fait suite l'orifice œsophagien. Elles servent à inciser la muqueuse. Une lamelle chitineuse de forme triangulaire les protège. Le pourtour de la bouche est formé de chitine; une membrane souple s'y insère et fait l'office de ventouse.

Un sphincter fibro-musculaire sépare la bouche de l'œsophage. A son extrémité postérieure, l'œsophage se renfle pour constituer l'estomac. Puis vient une puissante valvule pylorique trilobée qui détermine une sorte d'étranglement et sépare nettement l'estomac de l'intestin. Le reste du tube digestif est à peu près rectiligne.

L'anus s'ouvre chez le mâle au fond de la bourse copulatrice; chez la femelle il s'abouche latéralement, tout près de l'extrémité caudale.

Trois paires de glandes sont annexées au tube digestif; en outre, quatre bandes longitudinales de nature glandulaire se remarquent au long du corps du parasite. Sans qu'on puisse les différencier physiologiquement, ces glandes produisent une sécrétion irritante et toxique. On a préparé des extraits avec la moitié antérieure du ver, puis avec la moitié postérieure. Les deux produits sont à peu près identiques. Ils provoquent l'inflammation catarrhale des voies digestives; ils possèdent également la propriété de dissoudre l'hémoglobine du sang humain.

La femelle pond un nombre invraisemblable d'œufs. Une seule en émettrait plusieurs millions au cours de sa vie. M. Leichtenstern a compté 18.910 œufs dans un gramme seulement de matières fécales.

L'œuf représente un ovale d'une courbe parfaite; à l'estimation des meilleurs observateurs, le grand axe mesure de cinq à six centièmes de millimètre, le petit de trois à quatre centièmes de millimètre.

Pour se développer, l'œuf a besoin d'humidité, de chaleur et d'oxygène. Il trouve la chaleur et l'humidité dans l'intestin de l'homme, mais il n'y peut éclore : le troisième élément fait défaut. Expulsé avec les matières fécales, il commence aussitôt son développement, pourvu que les conditions du milieu soient propices. Si les circonstances favorables tardent trop à survenir — plus d'un mois, semble-t-il — l'œuf devient inapte à produire la larve.

Au contraire, le milieu est-il convenable, le protoplasme de l'œuf se segmente rapidement. Au sein de la masse primitive, les sphérules secondaires se dessinent de plus en plus nombreuses et, lorsque la segmentation est complète, l'œuf ressemble à une petite mûre : c'est le stade *morula*. Puis toute trace de division s'efface, une encoche se montre sur un des côtés de la masse protoplasmique, de vagues lignes sinueuses apparaissent : l'embryon devient reconnaissable, on le voit onduler à l'intérieur de la coque.

Bientôt un des pôles de l'œuf se perfore ; l'embryon agrandit l'ouverture et s'évade, non sans quelque peine, la tête la première. Il mesure alors vingt centièmes de millimètre.

Tout ce travail évolutif n'a demandé que peu de temps ; au bout de 36 ou de 48 heures, beaucoup d'embryons sont déjà libres. Les retardataires sortiront de l'œuf dans les jours qui suivront.

L'embryon se développe très vite ; dès le lendemain de l'éclosion, sa longueur est de 3 dixièmes de millimètre. Il se meut avec rapidité au milieu des matières organiques qui l'entourent et dont il se nourrit. Sa croissance est rapide, d'un dixième de millimètre par jour.

Le troisième jour, il subit une première mue ; au bout d'une semaine, nouvelle mue ; l'animal a passé à l'état larvaire proprement dit. Il subit une sorte d'enkystement, la capsule qui l'enveloppe se charge de sels calcaires et devient plus résistante.

Dès lors, il ne prend plus aucune nourriture ; il ne

s'accroît plus ; il perd lentement sa mobilité. Il reste en cet état pendant des semaines, des mois, des années, jusqu'à ce qu'il meure ou qu'il trouve à sa portée l'organisme humain dans lequel il pénètrera, pour subir ses transformations ultérieures.

Il est plus difficile de suivre les métamorphoses que la larve accomplit dans l'intestin de l'homme. Cinq semaines environ sont nécessaires pour que le parasite arrive à l'état de ver parfait. C'est à ce moment que la copulation s'accomplit et que les œufs commencent à se montrer dans les selles.

Dès 1879, MM. Grassi et Parona avaient fait éclore en laboratoire les œufs de parasite. M. Perroncito avait très bien suivi les transformations de l'œuf et des larves qui en sortent. M. Looss a perfectionné les méthodes de culture de ses prédécesseurs et aujourd'hui l'étude du développement larvaire est devenue facile. En nous conformant à la technique du professeur du Caire, nous avons pu nous-mêmes obtenir des larves très vigoureuses que nous avons conservées pendant trois mois.

Grâce aux éminents savants que nous venons de désigner, à d'autres que nous nommerons au cours de ce rapport, nous connaissons assez bien les conditions d'évolution des œufs et des larves.

La chaleur est nécessaire. Les températures les plus favorables vont de 25° à 30° C. A 20°, les larves écloses ont peu de mobilité : un certain nombre meurent ; quelques-unes sont pourtant viables. A 17°, le Dr Lambinet (de Liège) a pu voir des larves sortir vivantes de l'œuf ; mais leur éclosion a été très lente et elles n'ont pu arriver à la période d'encapsulation. Entre 14° et 15°, la larve éclôt encore, mais elle ne peut s'enkyster et meurt.

Au-dessus de 35° et jusqu'à 38°, l'œuf donne naissance à une larve peu résistante. Elle succombe rapidement soit à la chaleur exagérée, soit à la putréfaction du milieu.

Au-dessus de 38°, l'œuf n'évolue plus.

L'humidité ne joue pas un moindre rôle que la chaleur dans le développement du parasite. Elle doit être dosée, pour ainsi dire. Trop d'eau est nuisible ; l'œuf n'évoluera pas dans l'eau pure ; il reste inerte dans les matières diarrhéiques, ainsi que l'ont noté MM. Grassi et Parona. M. Looss a prouvé expérimentalement qu'une pâte molle, ni trop épaisse, ni trop liquide, est le milieu le plus favorable à l'éclosion.

Si les œufs et les larves ne se développent pas dans l'eau, ils y conservent leur vie latente et leur évolution reprendra lorsque les circonstances seront redevenues favorables.

Par contre, la dessication tue rapidement larves et œufs, et dans notre lutte contre l'ankylostomiase, nous aurons à utiliser ces précieuses connaissances biologiques.

M. le Prof. Calderini (de Parme) et M. Perroncito avaient montré que l'oxygène n'est pas moins nécessaire que l'eau et la chaleur au développement des œufs et des larves du parasite. Si l'œuf n'éclôt pas dans l'intestin même du porteur d'ankylostome, c'est que l'oxygène y fait défaut. M. Leichtenstern et M. Lambinet ont abouti aux mêmes conclusions. Dans une matière fécale, seuls les œufs de la surface évoluent ; ceux qui se trouvent au centre restent inertes. Dans nos laboratoires, pour que l'œuf commence sa segmentation, il faut avoir soin d'étaler les matières en couche mince.

On peut constater directement sous le microscope l'avidité des larves pour l'air atmosphérique. On les voit toutes se porter à la périphérie de la goutte d'eau placée sur la lame. Ce n'est pas la lumière qui les attire : elle leur est désagréable et certainement nuisible. Ainsi, sur un champ microscopique inégalement éclairé, on les fait fuir à volonté des parties lumineuses aux parties sombres.

Exposées à la lumière directe du soleil, les larves ralentissent progressivement leurs mouvements et M. Lambinet a constaté qu'au bout de 48 heures presque toutes ont péri.

La putréfaction du milieu tue rapidement les larves et les œufs. Quoique M. Perroncito ait été contredit sur ce point, nous partageons entièrement son avis. La putréfaction influe de deux manières : d'une part, en privant les œufs et les embryons de l'oxygène qui leur est nécessaire ; de l'autre, en produisant des gaz toxiques et notamment de l'hydrogène sulfuré.

Il n'est point facile de détruire les œufs et les larves de l'ankylostome à l'aide d'agents chimiques. Une larve, grâce à la composition de sa membrane d'enveloppe, résiste pendant trois quarts d'heure à l'immersion dans l'acide sulfurique à 50 pour 1.000. Le sublimé à 2 pour 1.000, 'eau de javelle, le chlorure de chaux à 2 pour 60 sont pour elle inoffensifs. Les expériences de M. Perroncito, de M. Lambinet, de M. Hugo Bruns sont très démonstratives.

L'œuf est plus tenace encore. Sa coque est doublée

d'un chorion membraneux extrêmement résistant. En outre, la pression osmotique du fluide intérieur est énorme et contribue à repousser l'attaque des liquides que nous employons ordinairement.

Les gaz et les substances volatiles ont plus de prise sur le parasite. Le chloroforme, l'éther, le sulfure de carbone, le gaz d'éclairage, tuent très rapidement les larves et les œufs. Nous verrons dans un autre chapitre que de telles substances sont pratiquement inutilisables pour la désinfection des mines.

Nous allons suivre l'ankylostome dans l'organisme humain.

CHAPITRE VI

L'Infestation

Une houillère neuve ne renferme pas d'ankylostomes, et elle restera indemne aussi longtemps que l'homme n'y aura pas introduit le parasite.

L'ankylostome est spécial à l'espèce humaine, il ne vit pas dans l'intestin des animaux que nous rencontrons dans la mine : chats, rats, chevaux.

Le ver du cheval est un sclérostome et non l'ankylostome duodénal. La confusion est facile, et, aux mines de Brennberg elle a fait substituer la traction mécanique à la traction animale. Le zoologiste y voit une erreur.

Il n'en est pas moins vrai que les chevaux jouent un rôle très actif dans la diffusion des œufs et des larves de l'ankylostome. Ils parcourent la mine dans tous les sens ; ils battent incessamment la boue de leurs sabots et ils la disséminent sur leur passage.

C'est l'homme qui infeste la mine. Exception faite pour une élite, la plupart des mineurs satisfont à leurs besoins dans le fond. L'habitude est prise et ils n'essayent même pas de lutter contre elle. Ils ont pour excuse le manque de

confort de leurs habitations et la honteuse installation des
cabinets d'aisances dont ils disposent.

Nous pouvons partager les ouvriers en deux catégories : les premiers s'exonèrent sur le sol de la mine. Ils
se rendent dans les remblais ou dans les chantiers abandonnés ; il en est qui, d'un coup de pioche, font un trou à
quelques pas de leur chantier, se soulagent et recouvrent
sommairement leurs déjections.

Dans les puits très humides, quelques mineurs utili-
sent la « rize » où l'eau s'écoule.

D'autres garnissent une pelle de charbon, se satisfont
et jettent le tout à la benne la plus proche. Ils rentrent dans
la deuxième catégorie. Beaucoup de mineurs, en effet,
accomplissent la défécation dans les bennes. Malgré des
défenses répétées, ce mode d'exonération se répand de plus
en plus. Nous avons interrogé nombre de vieux mineurs :
ils sont unanimes à nous délcarer que la coutume d'aller à
la selle dans le « marrein » était jadis beaucoup plus com-
mune qu'aujourd'hui.

A notre point de vue très spécial, l'usage de déféquer
dans les bennes à charbon n'est pas nuisible ; il n'en est
plus de même lorsque le mineur choisit une benne à
remblai pour s'y soulager. Nous avons trouvé dans quelques
houillères deux sortes de bennes : les unes en tôle ne
reçoivent que le charbon ; les autres, en bois, ne servent
qu'au remblayage. Et l'exploitation est ordinairement réglée
de telle sorte que le poste de jour extrait la houille et que
le poste de nuit remblaye. Pendant le jour, les bennes à
remblai inutilisées sont garées dans la mine ; les ouvriers
de jour s'y exonèrent. Elles sortent, la nuit, pour aller

chercher au dehors les matériaux destinés à remplir les vides : on ne les nettoie pas ; chargées de remblai, elles rentrent dans la mine et, là, l'ouvrier remblayeur est tenu de les racler à fond. Ainsi les excréments du mineur, après avoir quitté les chantiers, y sont réintégrés. Il convient de prendre des mesures énergiques contre de telles pratiques.

Les remblais sont très dangereux. Il semble, à première vue, que le mineur ne puisse s'infecter dans les chantiers d'abatage. Il travaille dans des couches non remuées d'où l'ankylostome est absent ; le boisage est neuf. Et cependant, le péril est souvent tout près. Nos couches puissantes sont généralement exploitées par tranches horizontales prises en montant dans chaque sous-étage ; ces sous-étages sont eux-mêmes exploités de haut en bas ; au bout d'un temps plus ou moins long, des mois ou des années, la tranche en exploitation se trouve donc sous les remblais. Le même fait se produit dans la méthode par tranches inclinées en usage aux Houillères de Saint-Etienne. Que les remblais aient été autrefois souillés, les eaux de filtration s'y chargeront de larves et apporteront l'ennemi au sein des travaux neufs.

Les matières fécales des ouvriers, farcies d'œufs d'ankylostome, trouveront dans la plupart des mines les conditions favorables à l'évolution du parasite : humidité, air, chaleur et même obscurité. Du troisième au dixième jour, les larves quittent presque toutes leur coque et, libres, poursuivent leurs métamorphoses. L'organisme humain est à portée : elles ne tarderont pas à l'envahir et à reconstituer l'animal adulte.

En attendant le moment propice, elles vivent au fond

de l'eau stagnante, dans la vase, sur les bois humides, au milieu des moisissures exubérantes que nous avons si souvent remarquées dans les houillères. Comment finissent-elles par pénétrer dans le corps de l'ouvrier et se fixer dans le duodénum, son habitat de dilection ? Au cours des dernières années, nous avons acquis sur ce sujet des données inattendues, extrêmement intéressantes.

Nous mettrons tout d'abord l'œuf hors de cause. Ingéré, il retrouverait les mêmes obstacles qui se sont opposés à son éclosion dans l'intestin au moment de la ponte; il est, d'ailleurs, trop intimement lié à la matière fécale pour que le mineur l'introduise facilement dans son tube digestif.

C'est la larve et uniquement la larve qui est à craindre : elle est mobile; l'eau, les chevaux, les hommes se chargent de la répandre partout.

1º **Voie nasale.** — Des médecins ont cru que, desséchée et mêlée à la poussière, elle pouvait entrer dans les fosses nasales, arriver jusqu'au pharynx et passer dans l'estomac par un simple mouvement de déglutition du mineur. Nous pensons que ce mode d'invasion, s'il existe, est absolument exceptionnel. Nous nous contentons de rappeler combien la dessication est funeste au parasite.

2º **Voie buccale.** — La voie buccale ne soulevait aucune objection; la localisation de l'helminthe dans la première portion de l'intestin grêle ne permettait même pas de supposer qu'un autre mode de pénétration fût possible. Le parasite arrivait à la bouche apporté par le mineur lui-même avec les aliments du repas, avec l'eau de boisson. La réalité s'est trouvée plus complexe.

Le mineur quitte sa maison en emportant ses provisions de bouche : ordinairement un morceau de viande froide, du fromage, du pain. Il y joint un litre de vin dans une gourde. Les aliments sont renfermés dans un sac de toile, le « sachon ». A Saint-Etienne, à Firminy, à Roche-la-Molière, pour éviter les prélèvements des rats, nombreux dans certaines mines, le mineur remplace souvent le « sachon » par un bidon en fer blanc de forme spéciale, la « gandole ».

En arrivant au chantier, il suspend le sac ou la gandole à un clou, à une aspérité du boisage.

Le mineur ne peut fumer, il recourt à la chique et l'introduit dans la bouche de ses mains noires de charbon. Il est admissible que quelques larves pénètrent avec le tabac dans le tube digestif ; nous savons, en effet, que la nicotine n'exerce aucune action toxique sur elles.

Les aliments du mineur sont certainement exempts de larves ; ses mains, par contre, peuvent être contaminées. Il ne les lave pas et ne peut les laver. Deux cas se présentent : ou les mains sont couvertes de poussière sèche, ou elles sont enduites de boue. La poussière sèche est, pensons-nous, inoffensive, et les ouvriers n'en ont cure. La boue gluante leur inspire plus de répugnance et ils essayent de s'en débarrasser, par exemple, en se frottant dans le charbon sec. D'autres emploient un procédé plus singulier : ils urinent sur leurs doigts avant de manger. Les larves qui adhéreraient encore aux mains passent avec la pitance et le pain dans l'estomac ; le nombre n'en saurait être très grand.

Le vin est sans souillure ; tout au plus peut-on

imaginer qu'une larve égarée sur le goulot de la gourde soit absorbée avec le liquide.

Jamais, peut-on dire, le mineur ne mêle de l'eau à son vin. Lorsque le litre qu'il a apporté est épuisé, il boit de l'eau pure que les Compagnies lui fournissent à discrétion.

Souvent on a incriminé l'eau de boisson. On a prétendu que l'ouvrier, tourmenté par la soif, buvait le liquide qui découle des galeries, puisait aux creux où les eaux se rassemblent. Il n'est plus permis d'ajouter foi à des légendes aussi erronées. Nous nous sommes particulièrement appliqués à faire la lumière sur ce point. Nos investigations se sont étendues à tous les puits de notre région; nous avons interrogé les ouvriers comme les ingénieurs. De notre enquête, il résulte que l'ankylostomiase n'est pas due à l'eau de boisson.

Il est tout à fait exceptionnel que les ouvriers boivent l'eau qui sourd dans les mines. Nous n'avons rencontré de dérogation à la règle que dans le district de Firminy. Au puits Lachaux, au puits du Ban, au puits Monterrad on a rencontré à diverses reprises des venues d'eau que leur passage à travers d'anciens travaux rendait suspectes; l'eau était fraîche et quelques mineurs s'y désaltéraient, malgré la défense de la Compagnie.

Au puits Dolomieu, les ouvriers du quartier Nord boivent de l'eau d'une source qui émerge d'un travers-banc.

Voilà les seuls écarts que nous ayons pu noter. Les eaux de notre région issues du mont Pilat et de ses contreforts sont d'une qualité remarquable, et ce sont ces eaux, captées et endiguées par les communes, que les Compagnies houillères fournissent à leurs ouvriers.

Au puits Lachaux, nous trouvons l'eau de la ville de Firminy; aux puits Adrienne, Monterrad n⁰ 2, du Ban, Malafolie II, l'eau de la ville du Chambon-Feugerolles; aux puits Dolomieu et Grüner, l'eau de la ville de Saint-Etienne.

La fendue des Champonnières, le puits Combes et le puits des Granges sont alimentés en eau de source.

Les mines de la Beraudière et de Montrambert reçoivent l'eau de la ville de La Ricamarie.

L'eau de la ville de Saint-Etienne alimente les puits de la Compagnie de la Loire, la Mine de Villebœuf, tous les puits des Houillères de Saint-Etienne, tous ceux de la Chazotte, les Houillères de Monthieu, la Mine du Cros.

Les Houillères de Saint-Chamond, les Mines de la Péronnière, la Compagnie du Ban-Lafaverge reçoivent l'eau de la ville de Saint-Chamond.

Plusieurs Compagnies minières additionnent l'eau qu'elles distribuent de vinaigre, de réglisse ou de café. Nous trouvons l'eau coupée de café aux Houillères de Saint-Etienne, aux Houillères de Monthieu, à la Mine du Cros, aux Mines de la Chazotte, aux Mines de la Haute-Cappe.

Sauf dans une exploitation, l'eau de boisson est toujours descendue dans des barils et renouvelée à chaque poste, c'est-à-dire deux fois par jour. Les barils sont ordinairement bien nettoyés et bien bouchés. Cependant, nous avons remarqué çà et là quelques négligences : le nettoyage laissait à désirer, assez souvent les bouchons manquaient; il est facile de remédier à ces imperfections.

La Compagnie de Villebœuf fait encore descendre

l'eau dans une benne. La mine est très sèche; rapidement une épaisse couche de poussière recouvre la surface du liquide, le mineur y plonge sa gourde et son bras jusqu'au fond; de là de nouvelles souillures. Le système doit être modifié.

3° **Voie cutanée.** — Pour nous, il est clair que l'eau de boisson n'est pas le véhicule du parasite; nous avons vu, d'autre part, que les chances d'infestation par la bouche sont assez restreintes. C'est par la peau que l'ankylostome pénètre ordinairement dans l'organisme de l'homme. Les travaux de M. le Prof. Looss ont mis en pleine lumière le processus infiniment curieux qui conduit la larve des téguments jusqu'à l'intestin.

En 1898, M. Looss affirma qu'il s'était personnellement infecté dans son laboratoire, en laissant par mégarde tomber une goutte de liquide larvifère dans le sillon péri-unguéal d'une de ses mains. Il ne rencontra d'abord que des incrédules. Loin de se décourager, il reprit avec une ardeur nouvelle ses observations et ses expériences, et le succès récompensa sa clairvoyance, sa ténacité, son ingéniosité. Six ans après, le 20 août 1904, au Congrès zoologique international tenu à Berne, ses magnifiques préparations microscopiques forcèrent la conviction de presque tous les savants qui les virent.

Depuis lors, la découverte de M. Looss a été confirmée d'éclatante façon. M. Schaudinn, membre de l'Office sanitaire allemand, institua des expériences sur de jeunes singes. Les résultats furent toujours positifs. Les larves déposées dans la région du dos sur une surface préalablement rasée, furent retrouvées dans le parenchyme pulmonaire, dans les cavités du cœur, dans un ganglion du péritoine. Enfin, dans l'intestin grêle, on constata la présence d'ankylostomes vivants dont l'état de développement correspondait à la date de l'inoculation cutanée.

A Rio-de-Janeiro, les expériences tentées par M. le Dr Austregesilo sur deux étudiants en médecine de bonne volonté furent suivies de succès.

M. Sandwith a trouvé la larve dans la gaine des poils et dans le tissu cellulaire sous-cutané.

M. le Dr Herman, directeur de l'Institut bactériologique de Mons, opéra sur lui-même et déposa du liquide larvifère dans un espace interdigital et sur son avant-bras gauche. Au bout d'une heure, la peau de l'avant-bras fut excisée et les coupes microscopiques montrèrent que la larve avait déjà pénétré dans le derme. Deux mois plus tard, M. Herman présentait des œufs dans ses selles.

M. le Dr Lambinet a expérimenté sur des chiens avec l'*ankylostoma caninum*, espèce voisine de l'ankylostome humain. Les résultats sont extrêmement instructifs.

M. Calmette a répété les expériences de M. Lambinet et les a confirmées. Il aurait de plus réussi, par la voie cutanée, à introduire l'ankylostome de l'homme dans l'organisme d'un jeune chien de deux semaines. Par la voie gastrique, il a nettement échoué.

Nous comprenons maintenant toute l'importance des éruptions cutanées chez les mineurs. Nous avons, pour ainsi dire, en elles le sceau de la maladie. C'est par elles que l'infestation commence, par elles que la pénétration de la larve dans l'organisme éclate aux yeux. Les premiers observateurs de l'anémie des mineurs les avaient signalées.

Un rapport des médecins de la Compagnie d'Anzin, daté du 25 février 1804, les note déjà lumineusement : « Dans tous les temps, y lisons-nous, les eaux qui abreuvaient les ouvrages du fond ont, par leur mauvaise qualité, causé des inflammations aux mains et aux pieds des ouvriers ; souvent même, il en résultait des éruptions pustuleuses qui les faisaient horriblement souffrir... Les ouvriers disent qu'une seule goutte de ces eaux, reçue sur une partie du corps, suffit pour produire une pustule ».

Vers 1820, une chanson populaire, citée par M. Manouvriez, fait allusion aux éruptions de la Grosse-Fosse d'Anzin :

« Nous r'venons de la Gross'Fosse, où qu'il ne fait pas bon.
« Grand Dieu, miséricord' ! j'ai les pieds pleins de boutons. »

En 1874, M. le Dr Manouvriez, comme tout le monde, ignorait l'ankylostomiase; il remarquait, cependant, la fréquence des éruptions chez les mineurs de la fosse Bonnepart et les décrivait minutieusement : « Les eaux de filtration, disait-il, déterminent sur les parties avec lesquelles elles sont en contact, particulièrement aux pieds et aux mains, une éruption spéciale extrêmement douloureuse que les mineurs désignent sous le nom d'*ampoules*. Elle débute par des papules qui revêtent plus tard la forme de vésicules et de pustules. La poussière de charbon peut aussi lui donner naissance... Les ouvriers de Bonnepart sont encore sujets à ce qu'ils appellent les *gourmes*. C'est une éruption caractérisée par des nodosités rouges indurées, du volume d'un gros pois à celui d'un haricot. Les démangeaisons qu'elle détermine sont tellement vives, que les malades ne peuvent résister au besoin impérieux du grattage... Il suffit de s'asseoir, de s'agenouiller ou de s'appuyer sur un bloc de houille couvert de cette humidité malsaine, pour qu'il se développe des nodosités, de 12 à 24 heures après le contact. Les tronçons de bois pourri qui gisent dans les galeries abandonnées paraissent imprégnés de cette humidité de la houille.

« On peut dire que tout ouvrier de Bonnepart a eu les gourmes. Le porion-chef actuel et l'ancien directeur des travaux du fond, M. Alphée Castiau, en ont été aussi atteints. »

Partout on a mentionné, et presque dans les mêmes termes, les éruptions des houilleurs, en Belgique, en Allemagne, en Amérique. Au Gothard, M. Perroncito les a fort bien notées. Les ouvriers lui disaient que l'eau stagnante du tunnel était douée de propriétés irritantes; les mains trempées dans cette eau devenaient le siège d'un prurit persistant, si l'on ne les essuyait aussitôt. S'asseyaient-ils sur le sol, sur les pierres, sur du bois, qu'ils fussent nus ou vêtus d'un caleçon, ils ressentaient très rapidement de fortes démangeaisons à la région fessière. La peau s'enflammait et portait bientôt des papules d'urticaire, des vésicules, des bulles qui s'excoriaient par le grattage.

Aux solfatares de Muglia, M. Previtera a vu que l'anémie débutait le plus souvent par des lésions cutanées; mais, bien à tort, il incrimine l'action de composés sulfureux hypothétiques.

En Angleterre, M. Haldane, chargé par le Secrétaire d'Etat pour le « Home Department » d'étudier l'épidémie de Dolcoath, note que les symptômes du côté de la peau ont été vraiment remarquables. A peu près tous les hommes atteints souffraient de démangeaisons sur divers

points du corps et d'éruptions urticariennes ou pustuleuses que les mineurs appelaient « bunches » (bosses). .

A Saint-Etienne, les éruptions de la peau ont été
signalées depuis longtemps déjà. En 1861, M. le Dr Riembault les mentionne brièvement dans son livre sur
l'*Hygiène des Ouvriers mineurs*. Lors de la fameuse épidémie de Villebœuf, les éruptions sont signalées avec insistance. Tous les ouvriers déclarent que le contact des déblais
et des bois développe des boutons sur le corps.

Nous retrouvons aujourd'hui les mêmes lésions cutanées dans toutes les mines où sévit l'ankylostome. Les
ouvriers les appellent boutons de chaleur, *tons* ou *tans*.
C'est bien aux piqûres du taon, de la famille des tabanidés,
que le mineur compare les boutons produits par la larve
de l'ankylostome ; car, dans le district de Firminy, le taon
se nomme *tabar*. Au point de vue médical, nous avons
affaire à des éruptions polymorphes, papuleuses, vésicu-
leuses, pemphigoïdes. Toutes se distinguent par un prurit
intense. Assez souvent, nous voyons des pustules acnéiques
et des furoncles.

Nos mineurs n'ignorent pas qu'en s'asseyant sur des
bois humides, en s'adossant aux parois des galeries, en
marchant pieds nus dans la boue, ils gagnent des boutons.
Ils craignent beaucoup les amas de moisissures qu'ils
nomment *champignons*. Ils savent que leur pantalon n'empêche pas la production des *tons* à la région fessière.

Nous possédons, dans les dermopathies provoquées
par la larve de l'ankylostome, le véritable critérium de
l'infestation d'un puits. La présence des œufs du parasite
dans les selles d'un mineur nous démontrera assurément

que le sujet est ankylostomiasé ; mais nous ne saurions en conclure que la houillère est infestée. Par le fait des mutations entre les ouvriers d'exploitations voisines, le malade peut venir d'un autre puits. Au contraire, toute mine où les travailleurs du fond souffrent d'éruptions polymorphes prurigineuses est, pour nous, contaminée. Et la contamination est en raison directe de la fréquence et de l'intensité des éruptions.

CHAPITRE VII

La Maladie

Introduit par la voie buccale, le parasite traverse l'estomac. Le suc gastrique n'a pas d'effet nocif sur la larve; il ramollit seulement la capsule de chitine dont elle est enveloppée et lui permet de s'en échapper plus aisément. L'animal franchit le pylore avec les aliments et se fixe enfin dans le duodénum.

Par la voie cutanée le trajet est compliqué jusqu'à l'invraisemblance, et nous comprenons que la valeur de la découverte de M. Looss n'ait pas été reconnue tout d'abord. La sûreté et la rapidité de pénétration de la larve sont extraordinaires. Elle s'insinue dans les follicules pileux et dans le derme et abandonne comme un vieux vêtement sa capsule d'enveloppe. Une veine superficielle se présente, elle la perfore.

Il est plus rare qu'elle pénètre dans les vaisseaux lymphatiques.

Charriée par le courant sanguin, elle arrive au cœur. Le ventricule droit l'envoie dans le poumon.

Au niveau des capillaires, elle est arrêtée par leur étroitesse et vient constituer une véritable embolie au

sein du tissu pulmonaire. Le volume infime du corps obli-
térant ne change rien à la nature des phénomènes réac-
tionnels qui suivent l'obstruction d'un vaisseau. Un
infarctus se forme ; les éléments du sang s'extravasent
dans les alvéoles pulmonaires, la larve les accompagne.

Et nous ne saurions oublier que la larve est un
être vivant; nous avons vu combien l'air lui est nécessaire. L'oxygène dont elle est avide se trouve de l'autre
côté d'une mince membrane beaucoup moins résistante
que les revêtements cutanés qu'elle a si délibérément
franchis. Nous ne pensons pas tomber dans l'anthropo-
morphisme en supposant qu'elle coopère activement à son
passage dans les bronches.

Portée par le mucus bronchique, ou rampant sur la
paroi, elle arrive au pharynx. Elle pourrait être projetée au
dehors par expulsion; mais le plus souvent elle est déglutie
et descend dans l'estomac, puis dans l'intestin.

Ce n'est qu'exceptionnellement qu'on rencontre le ver
au-delà du duodénum. M. le Prof. Lortet (de Lyon),
qui a pratiqué environ cent quarante autopsies d'ankylostomiasiques en Egypte, l'a toujours vu dans la première
partie de l'intestin grêle. Il est à cela des raisons. D'abord,
la larve se fixe dès qu'elle trouve un emplacement propice;
en outre, les fermentations augmentent d'intensité à
mesure qu'on descend dans l'intestin et produisent des gaz
toxiques. L'embryon encore délicat n'y résisterait pas.

La larve s'implante dans la muqueuse et, en six
semaines environ, l'ankylostome arrive à sa perfection. De
sa ventouse buccale et de ses quatre dents-crochets, il se
maintient solidement en place ; de ses deux dents dorsales,

aiguës et tranchantes, il incise la muqueuse et d'ordinaire
le sang coule.

Ce n'est pas que l'animal utilise les hématies pour son
alimentation ; plusieurs observateurs ont noté que les
globules rouges traversent le tube digestif du ver sans se
déformer et sans s'altérer.

L'ankylostome se nourrit surtout de mucus intestinal,
mais il ne calcule pas ses morsures ; sans nécessité, il
érode et perfore les vaisseaux sanguins ; des hémorrhagies
profuses peuvent s'en suivre.

Nous pouvons ranger sous quatre chefs les accidents
morbides que le parasite détermine dans l'organisme :

1º **Lésions cutanées.** — Nous les avons suffisamment décrites et nous n'y reviendrons pas.

2º **Lésions pulmonaires**. — De la peau au
poumon, le trajet est long et difficile. Comment se fait-il
qu'aucun symptôme ne décèle le parasite au cours de son
voyage ? Il est vrai que, d'après M. Breton, les phagocytes
du sang restent indifférents au passage de la larve. Mais il
doit arriver et il arrive que les larves pénètrent dans
d'autres vaisseaux que les veines. M. Looss et M. Schaudinn
en ont trouvé dans quelques ganglions lymphatiques. Nous
pouvons penser à d'autres migrations insolites. L'innocuité
tient-elle à ce que la larve se débarrasse de sa cuticule en
s'introduisant dans la peau ?

Nous doutons pourtant qu'un parasite aussi agressif et
issu d'un milieu aussi malpropre reste constamment inoffensif au long de ses pérégrinations. En expérimentant sur
de jeunes chiens, M. Looss a constaté des hémorrhagies
dans les creux axillaires, sous la plèvre, dans le péritoine,
dans l'épaisseur des ganglions lymphatiques.

Quoi qu'il en soit, le passage de la larve à travers le poumon s'accuse par des phénomènes qui n'ont pas échappé aux anciens observateurs. A une époque où l'ankylostome était inconnu, les médecins d'Anzin signalaient, en même temps que les éruptions appelées *gourmes*, un catarrhe pulmonaire qu'on désignait sous le nom significatif de *catarrhe des gourmes*.

MM. Kuborn, Masius, Francotte, ont mentionné le catarrhe bronchique de l'ankylostomiase ; M. Manouvriez a récemment encore appelé l'attention sur la bronchite aiguë qui résulte du passage de la larve au travers du poumon.

Dans les mines de soufre de Muglia, en Sicile, où l'on emploie beaucoup d'enfants, M. Previtera a noté que la bronchite aiguë des ankylostomiasiques s'accompagnait parfois d'expectoration sanguinolente. C'est que les victimes sont jeunes et l'infestation massive.

M. Lambinet, au cours de ses expériences sur les chiens, a pu constater *de visu* de nombreux foyers hémorrhagiques dans les poumons.

L'étude des lésions pulmonaires déterminées par le parasite n'est qu'amorcée ; des recherches ultérieures montreront sans doute que l'infestation par la voie cutanée est un facteur important du catarrhe bronchique, de l'emphysème pulmonaire et de l'encombrement charbonneux chez les mineurs.

3o **Lésions intestinales.** — L'aspect du duodénum, où plusieurs centaines de vers sont implantés, a été comparé par M. le Prof. Lortet à celui d'une pomme d'arrosoir.

Chaque ankylostome occupe sa petite plaie, légèrement gonflée, entourée d'une zone rougeâtre. Parfois, on trouve des parasites logés tout entiers dans l'épaisseur de la muqueuse.

La première conséquence de la morsure du ver sera l'inflammation de la muqueuse. L'inflammation peut s'étendre jusqu'à la séreuse péritonéale. Nous avons ainsi l'explication de plusieurs symptômes accusés par les malades : douleurs abdominales, météorisme, nausées, pica, alternatives de diarrhée et de constipation. Rares chez nous, ces phénomènes sont la règle dans les pays tropicaux. Au Gothard, ils passaient pour constants.

Le catarrhe inflammatoire de la muqueuse n'est pas seulement le résultat du traumatisme. Nous avons indiqué la présence d'organes glandulaires annexés au tube digestif de l'animal ; il est démontré que ces glandes sécrètent une substance irritante pour l'intestin de l'homme.

4º **Lésions du sang.** — Pour se nourrir, le ver n'a pas besoin de sang en nature ; il le répand pourtant avec prodigalité. Dans de nombreuses autopsies, l'intestin des victimes contenait une grande quantité de liquide sanguin. On constate, même sur le vivant, des hémorrhagies intestinales. Les médecins qui ont observé l'épidémie du Gothard ont souvent noté les selles sanglantes. Il y a plus de cent ans, un des mineurs envoyés à Paris pour être soumis à l'examen de Halle mourut à l'hospice de la Faculté. La relation de l'autopsie mentionne expressément que « l'estomac s'est trouvé à moitié plein d'une liqueur de couleur lie de vin, dont le duodénum et le jéjunum étaient également enduits ».

Dans notre région, l'hémorrhagie intestinale est très rare, et précisément M. Trossat s'appuyait sur l'absence du sang dans les selles pour soutenir que l'anémie du Gothard différait essentiellement de l'anémie de Saint-Etienne.

Nous n'avons rencontré qu'une fois des selles noires chez nos mineurs ankylostomiasés ; mais il est probable que nous aurions constaté plus souvent l'hémorrhagie si nous avions recouru au procédé recommandé par M. Stiles. Trente grammes de matières sont placés sur un papier à filtre de couleur blanche ; au bout de vingt minutes, elles laissent une tache rouge-brun caractéristique.

Non seulement le ver répand le sang en nature, mais il en altère profondément la composition. M. Lussana, l'éminent physiologiste de Naples, a donné le premier l'explication de ce phénomène en montrant que l'ankylostome sécrète diverses substances toxiques, et une d'elles appartient à la catégorie des hémolysines. En d'autres termes, elle possède la propriété de dissoudre l'hémoglobine du sang, en laissant intacte la charpente du globule rouge. Aussi, la valeur de l'hématie en hémoglobine est-elle fortement abaissée.

Nous touchons à l'essence de la maladie ankylostomiasique. Avant tout, la maladie des mineurs est une anémie. Ce sont les symptômes de l'anémie qui ont attiré l'attention des médecins longtemps avant la découverte du parasite.

Presque tous les mineurs, même sains, ont le teint pâle, du fait de leur travail souterrain, et ils ne sont pas anémiques. Nous avons souvent constaté que le chiffre de leurs globules rouges dépasse cinq millions par millimètre cube. La pâleur des ankylostomiasiques est plus accentuée et la nuance en est spéciale : les lèvres, les gencives, les conjonctives, toutes les muqueuses sont décolorées. L'essoufflement survient au moindre effort ; dans les cas graves, on observe des vertiges et des syncopes.

L'auscultation permet d'entendre des bruits de souffle inorganiques à la base du cœur, au cou, aux tempes, sur les globes oculaires.

A peine le malade est-il amaigri. Le plus souvent même, nous notons un certain degré d'embonpoint, analogue à celui des jeunes filles chlorotiques.

Au microscope, nous constatons des modifications profondes du sang. Nous nous sommes fait adresser à l'hôpital vingt-deux mineurs dont l'infestation nous paraissait particulièrement forte, d'après l'examen des selles, c'est-à-dire que nous comptions plus de dix œufs par champ microscopique (Verick, ocul. 1, obj. 3). Au moment de l'examen, tous travaillaient, tous gagnaient leurs pleines journées, tous se déclaraient en parfaite santé. Nous les avons minutieusement interrogés, percutés et auscultés ; nou savons analysé leur sang. Nous devons consigner ici le résultat de nos observations.

N° 1. — B... (François), 51 ans. Compagnie de Roche-la-Molière et Firminy.

Travaille au puits Lachaux depuis 21 ans. Piqueur ; gagne en moyenne 5 fr. 50 par jour.

Robuste et bien musclé. L'aspect n'est pas d'un anémique.

Infestation forte.

N° 2. — Ch... (Jean), 48 ans. Compagnie de Roche-la-Molière et Firminy.

Est descendu pour la première fois dans la mine il y a 14 ans. C'était au puits Lachaux ; il ne l'a plus quitté.

Piqueur ; gagne en moyenne 5 fr. 50 par jour.

Assez musclé. Les muqueuses et les téguments sont un peu décolorés. Pas de souffle dans les vaisseaux du cou.

Infestation forte.

N° 3. — F... (Simon), 40 ans. Compagnie de Roche-la-Molière et Firminy.

Mineur depuis l'âge de 25 ans. N'a jamais quitté la Compagnie de Roche-la-Molière. A travaillé d'abord au puits Dolomieu, ensuite au puits Combes.

Piqueur ; gagne tantôt 5 fr., tantôt 6 fr. par jour, le plus souvent 5 fr. 50.

N'est jamais malade. Pourtant, les téguments et les muqueuses sont pâles.

Poumons sains. Cœur sain. Pas de bruit de souffle dans les vaisseaux du cou.

Infestation forte.

N° 4. — Gr... (Jean), 46 ans. Compagnie de Roche-la-Molière et Firminy.

A commencé son métier de mineur au puits Dolomieu. Depuis 6 ans, travaille au puits Combes.

Piqueur ; gagne en moyenne 5 fr. 50 par jour.

A eu la fièvre typhoïde à Lyon, pendant son service militaire. N'est jamais malade. Bien musclé. Teint plutôt coloré.

Rien au cœur, ni dans les vaisseaux. Rien aux poumons.

Infestation forte.

N° 5. — S... (Paul), 43 ans. Compagnie de Montrambert.

Mineur depuis l'âge de 16 ans. Est depuis 10 ans au

service de la Compagnie de Montrambert. Travaille au puits Ferrouillat.

Piqueur ; gagne 5 fr. et 5 fr 50 par jour.

Le facies n'est pas anémique.

Poumons et cœur sains.

Infestation forte.

N° 6. — L... (Claude), 36 ans. Compagnie de Montrambert. Travaille au puits Ferrouillat depuis 7 ans.

Piqueur ; gagne de 5 fr. à 5 fr. 50 par jour.

Bien musclé, vigoureux, d'apparence non anémique.

Rien au cœur, ni aux poumons.

Infestation forte.

N° 7. — A... (François), 46 ans. Compagnie de Montrambert. Travaille au puits Ferrouillat depuis 15 ans.

Piqueur ; gagne 6 fr. par jour. A souvent des boutons et quelquefois des furoncles.

Vigoureux, musclé, d'aspect pâle.

Rien au cœur, ni aux poumons.

Infestation forte.

N° 8. — P... (Jean-Marie), 51 ans. Compagnie de Montrambert. Travaille depuis 26 ans au service de la Compagnie et toujours au puits Saint-Dominique.

Piqueur pendant 24 ans, boiseur depuis un an ; gagne de 5 fr. 30 à 5 fr. 40 par jour.

Teint pâle, muqueuses décolorées. Aspect souffreteux.

Depuis 3 ou 4 ans, malaises divers : faiblesse des jambes, étourdissements, peu d'appétit ; un peu d'essoufflement. Aussi a-t-il demandé, il y a un an, de cesser le travail de piqueur pour passer au boisage. Depuis 15 jours, il a cessé son travail.

Souffle anémique dans les vaisseaux du cou. Obscurité et quelques râles aux bases pulmonaires.

Infestation forte.

N° 9. — M... (Benoît), 54 ans. Compagnie de Montrambert. Est descendu dans la mine à l'âge de 11 ans. Travaille depuis 40 ans à la Beraudière.

Encore vigoureux. Teint pâle.

Rien au cœur, rien aux poumons.

Infestation forte.

N° 10. — R... (Pierre), 34 ans. Compagnie de Montrambert. Mineur à l'âge de 16 ans au puits Saint-Dominique. Trois ans de service militaire sans maladies. Au retour, rentre au puits Saint-Dominique. Dix mois après, séjour de 2 ans à Beaubrun, puits Montmartre (Compagnie des Mines de la Loire). Il rentre définitivement au puits Saint-Dominique, qu'il n'a plus quitté. A eu souvent des boutons, des taons, jamais de furoncles.

Vigoureux, bien musclé. Stigmates de petite vérole ; cependant, le visage n'est que peu décoloré.

Rien au cœur. Obscurité et quelques râles de bronchite dans le poumon droit. Le sujet est enrhumé depuis quelques jours.

Infestation forte.

N° 11. — P... (Claudius), 30 ans. Compagnie de Montrambert.

Entré à la Beraudière à l'âge de 15 ans et demi ; quatre ans plus tard, il travaille pendant 10 mois au puits Montmartre (Compagnie des Mines de la Loire). Fait son service militaire et revient au puits Saint-Dominique, qu'il n'a plus quitté. A souvent des boutons très prurigineux, et aussi des furoncles.

Piqueur et boiseur.

Ne paraît pas anémique ; les muqueuses, les oreilles sont suffisamment colorées.

Rien au cœur, rien aux poumons.

Infestation forte.

N° 12. — C... (Barthélemy), 48 ans. Compagnie de Montrambert, puits Saint-Dominique.

Fils de mineur.

A l'âge de 13 ans entre au service de la Compagnie et ne l'a jamais quittée, sauf pour accomplir une année de service militaire.

Il y a 2 ans, a été malade pendant 10 mois. Il était pâle, essoufflé, très faible, sans appétit. Il était, croit-il, « pauvre de sang ».

Maigre, médiocrement musclé. Les muqueuses sont pâles. Un peu de couperose aux joues.

Rien aux poumons, rien au cœur. Double souffle dans les vaisseaux du cou.

Infestation forte.

N° 13. — G... (Jean), 50 ans. Compagnie de Montrambert. Puits Saint-Dominique.

Au service de la Compagnie depuis l'âge de 15 ans et demi.

Assez musclé ; bon développement thoracique.

La peau et les muqueuses sont franchement pâles.

Rien au cœur. Léger bruit de souffle dans les vaisseaux du cou.

Aux poumons, un peu d'emphysème ; pas de râles.

Infestation forte.

N° 14. — F... (Pierre), 32 ans. Compagnie de Montrambert.

Depuis 7 ans au service de la Compagnie ; est resté pendant 6 ans au puits Saint-Dominique ; depuis un an travaille au puits Marseille.

Quelquefois boutons de chaleur, quand il travaille « à l'eau » ou qu'il s'assied sur de vieux bois.

Les téguments ne sont pas décolorés.

Rien au cœur. Rien d'anormal aux poumons.

Infestation forte.

N° 15. — J... (Claude), 52 ans. Compagnie des Mines de la Loire.

31 ans de travail dans les mines. A débuté à la Beraudière, où il est resté 14 ans ; a passé à la Compagnie de la Loire. Il est resté 4 ans au puits des Rosiers, où l'on travaillait tout nu et où les « boutons de chaleur » étaient très fréquents. Depuis 13 ans, descend au puits Montmartre.

Depuis 4 ans ne peut plus piquer ; il a demandé à être employé comme boiseur.

Teint pâle ; muqueuses peu colorées.

Rien aux poumons, rien au cœur. Pas de souffles veineux.

Infestation forte.

N° 16. — R... (Hippolyte), 55 ans. Compagnie des Mines de la Loire.

Descendu à l'âge de 11 ans dans la mine, à Ferrières (Allier).

Travaille depuis 16 ans au puits Montmartre, sauf une interruption d'un an.

Fréquemment « boutons de chaleur » très prurigineux aux fesses : comme tous ses camarades, il attribue cette éruption au contact des vieux bois.

Autrefois piqueur; boiseur depuis 3 ans.

Constitution médiocre. Teint plutôt pâle.

Pas de bruit de souffle anémique.

Début d'emphysème pulmonaire.

Infestation forte.

N° 17. — A... (Samuel), 33 ans. Compagnie des Mines de la Loire.

Mineur depuis 14 ans. A débuté à la Beraudière; depuis 1901 travaille au puits Châtelus. Il n'a eu de boutons qu'à la Beraudière, pour s'être assis sur de vieux bois; depuis, il prend ses précautions.

Boiseur depuis un mois; auparavant, il était piqueur.

Se plaint d'être faible; la peau et les muqueuses sont pâles. Bien musclé; solide charpente.

Rien au cœur, ni dans les vaisseaux.

Infestation forte.

N° 18. — M... (Régis), 60 ans. Compagnie de la Péronnière.

Mineur à 22 ans. Depuis 12 ans travaille à la Péronnière, puits Saint-Claude.

Remblayeur. A eu quelquefois des « boutons de chaleur »; jamais de furoncles.

De petite taille. Thorax globuleux et soudé. Emphysème pulmonaire sans râles.

Rien au cœur, ni dans les vaisseaux.

Infestation forte.

N° 19. — C... (Jean-Marie), 21 ans. Compagnie des Mines de la Péronnière.

Entré à 17 ans 1/2 au puits Saint-Claude et ne l'a plus quitté.

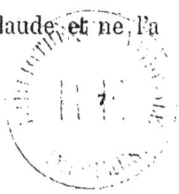

Remblayeur.

Rien de subjectif. Peau et muqueuses légèrement mais nettement décolorées. — Ozène.

Poitrine large. Rien aux poumons.

Souffle dans les vaisseaux du cou.

Infestation forte.

N° 20. — L... (Jean), 27 ans. Compagnie des Mines de la Péronnière.

Mineur à 19 ans. Depuis 4 ans travaille sans interruption au puits Saint-Claude.

Rouleur et chargeur.

Les remblais ne proviennent pas actuellement du dehors ; ils sont pris dans la mine. Beaucoup de vieux bois humides, couverts de moisissures : quand on s'assied sur ces bois ou qu'on s'y frotte seulement, on est bientôt couvert d'une éruption prurigineuse.

Pâleur ; muqueuses décolorées.

Poitrine relativement peu développée. Quelques râles aux bases.

Rien au cœur, ni aux vaisseaux.

Ventre saillant ; clapotage gastrique marqué. Souvent coliques avec constipation.

Infestation forte.

N° 21. — S... (François), 42 ans. Compagnie des Mines de la Péronnière.

Descendu dans la mine à l'âge de 12 ans et n'a jamais quitté le district de Rive-de-Gier. Il travaille à la Péronnière depuis 7 ans (Saint-Claude d'abord, puis Gillier).

Piqueur ; gagne 5 fr. 25 par jour.

Robuste. Pas d'anémie.

Rien aux poumons, rien au cœur.

Infestation forte.

N° 22. — B... (Auguste), 28 ans. Compagnie des Mines de la Péronnière.

Descendu pour la première fois dans la mine à l'âge de 24 ans. Il n'a jamais quitté le puits Couchoud.

Petit. Réformé du service militaire pour défaut de taille.

Toutes les années, en été, a des « boutons de chaleur ».

Pâleur peu marquée des téguments.

Rien au cœur, ni aux poumons.

Infestation forte.

Reprenons un à un les symptômes observés.

La pâleur des téguments se rencontre chez douze sujets sur vingt-deux. Le n° 19 se plaint de faiblesse. Le n° 12 a souffert pendant dix mois d'une « pauvreté de sang »; il présente un bruit de souffle dans les vaisseaux du cou. Même bruit de souffle chez les n°s 13 et 19. Le n° 8 est franchement malade; il a dû cesser son travail depuis 15 jours.

Mais l'examen hématologique nous fournit des renseignements beaucoup plus significatifs. Il nous indique qu'il existe chez tous ces mineurs, quelles que puissent être les apparences, une altération pathologique des éléments constitutifs du sang. Chez tous, sauf trois (n°s 4, 6, 14), nous trouvons une diminution marquée du nombre des hématies ; chez tous, sans exception, une diminution de la quantité d'hémoglobine ; chez tous, une valeur globu-

laire moindre qu'à l'état normal. Le tableau ci-contre est
tout à fait démonstratif.

N^{os}	NOMBRE DES HÉMATIES	QUANTITÉ D'HÉMOGLOBINE (Hémochromomètre de Hayem)	VALEUR GLOBULAIRE
1	4.572.000	—	—
2	4.681.000	—	—
3	4.629.000	—	—
4	4.805.000	—	—
5	4.619.000	3.324.457	0,719
6	5.270.000	3.047.421	0,578
7	4.402.000	2.770.382	0,629
8	4.185.000	2.770.382	0,661
9	4.328.000	3.047.421	0,704
10	4.371.000	3.047.421	0,697
11	4.216.000	3.047.421	0,722
12	4.557.000	2.216.305	0,486
13	4.030.000	1.477.537	0,366
14	5 053.000	3.693.843	0,731
15	4.433.000	2.770.382	0,625
16	3.441.000	2.493.344	0,724
17	4.240.000	3.047.421	0,702
18	4.340.000	2.270.382	0,638
19	4.092.000	3.047.421	0,744
20	4.340.000	3.047.421	0,702
21	4.123.000	2.770.382	0,671
22	4.402.000	2.493.344	0,566

Un seul de nos ouvriers (n° 16) possède moins de
4.000.000 de globules rouges par millimètre cube ; chez
de vrais malades, le nombre des hématies peut tomber
beaucoup plus bas. M. Trossat, sur un jeune mineur de
Firminy, a trouvé seulement 1.800.000 globules rouges.

Nous-mêmes nous avons autrefois, chez un mineur du puits des Rosiers, observé le chiffre de 2.150.000, et chez un autre mineur venu de Roche-la-Molière, celui de 2.635.000. Nous avons compté 1.953.000 hématies chez un mineur mort à l'hôpital ; en même temps, la quantité d'hémoglobine n'était plus que de 923.000. Dans nos régions d'altitude élevée, un tel abaissement du nombre des globules rouges est assez rare.

Ce ne sont pas seulement les globules rouges qui sont lésés dans l'ankylostomiase, les globules blancs nous présentent aussi de profondes altérations. Nos vingt-deux mineurs ont été examinés à ce point de vue et les résultats que nous avons obtenus sont pleins d'intérêt.

FORMULE HÉMOLEUCOCYTAIRE

N° 1.	Lymphocytes..................	13,93 %
	Mononucléaires...............	10,09 »
	Polynucléaires................	62,50 »
	Eosinophiles..................	13,46 »

N° 2.	Lymphocytes..................	17,16 %
	Mononucléaires...............	10,98 »
	Polynucléaires................	56,28 »
	Eosinophiles..................	15,56 »

N° 3.	Lymphocytes..................	13	º/o
	Mononucléaires...............	10,50	»
	Polynucléaires................	71,50	»
	Eosinophiles.................	5	»

N° 4.	Lymphocytes..................	20,15	º/o
	Mononucléaires...............	13,43	»
	Polynucléaires................	59,84	»
	Eosinophiles.................	6,58	»

N° 5.	Lymphocytes..................	13,51	º/o
	Mononucléaires...............	10,81	»
	Polynucléaires................	67,56	»
	Eosinophiles.................	8,10	»

N° 6.	Lymphocytes..................	10	º/o
	Mononucléaires...............	8,57	»
	Polynucléaires................	77,14	»
	Eosinophiles.................	4,28	»

N° 7.	Lymphocytes..................	11	º/o
	Mononucléaires...............	10	»
	Polynucléaires................	66	»
	Eosinophiles.................	13	»

N° 8.	Lymphocytes..................	10,14	º/o
	Mononucléaires...............	8,69	»
	Polynucléaires................	66,66	»
	Eosinophiles.................	14,49	»

No 9.
- Lymphocytes................. 13,15 %
- Mononucléaires............... 10,52 »
- Polynucléaires................ 71,05 »
- Eosinophiles................. 5,26 »

No 10.
- Lymphocytes................. 9,91 %
- Mononucléaires............... 9 »
- Polynucléaires................ 77,02 »
- Eosinophiles................. 4,05 »

No 11.
- Lymphocytes................. 12,42 %
- Mononucléaires............... 12,21 »
- Polynucléaires................ 64,12 »
- Eosinophiles................. 11,25 »

No 12.
- Lymphocytes................. 15,30 %
- Mononucléaires............... 12,50 »
- Polynucléaires................ 61,72 »
- Eosinophiles................. 10,47 »

No 13.
- Lymphocytes................. 12 %
- Mononucléaires............... 10 »
- Polynucléaires................ 61 »
- Eosinophiles................. 17 »

No 14.
- Lymphocytes................. 11,11 %
- Mononucléaires............... 8,65 »
- Polynucléaires................ 72,83 »
- Eosinophiles................. 7,40 »

No 15.
Lymphocytes	14,16 %
Mononucléaires	10,83 »
Polynucléaires	60,83 »
Eosinophiles	14,16 »

No 16.
Lymphocytes	13,75 %
Mononucléaires	11,11 »
Polynucléaires	70,37 »
Eosinophiles	4,76 »

No 17. Préparations avariées. L'examen n'a pu être pratiqué.

No 18.
Lymphocytes	12,50 %
Mononucléaires	10 »
Polynucléaires	65 »
Eosinophiles	12,50 »

No 19.
Lymphocytes	14,18 %
Mononucléaires	12,09 »
Polynucléaires	59,53 »
Eosinophiles	14,20 »

No 20.
Lymphocytes	13,39 %
Mononucléaires	7,58 »
Polynucléaires	56,69 »
Eosinophiles	22,32 »

No 21.
Lymphocytes	11,11 %
Mononucléaires	7,93 »
Polynucléaires	71,42 »
Eosinophiles	9,52 »

	Lymphocytes................	6,42 %
N° 22.	Mononucléaires..............	5,71 »
	Polynucléaires..............	51,42 »
	Eosinophiles................	36,42 »

On admet généralement que les différentes variétés de globules blancs, à l'état normal, sont entre elles dans les rapports suivants :

Leucocytes et mononucléaires, 32 à 33 %.

Polynucléaires, 66 %. Chez le vieillard, ils atteignent le chiffre de 70 %.

Eosinophiles, 1 à 2 %.

Un simple coup d'œil sur les nombres que nous avons relevés chez nos mineurs montre les perturbations de l'équilibre leucocytaire.

Les mononucléaires, sauf dans un cas (n° 4), sont constamment en déficit.

Les polynucléaires, au contraire, sont plus nombreux ; mais, eux-mêmes, ils ont acquis une propriété singulière. De basophiles ou neutrophiles beaucoup sont devenus acidophiles ou éosinophiles, comme on dit plus volontiers.

L'éosinophilie est la règle chez l'ankylostomiasé. Légère chez les n°s 3, 6, 9, 10, 16, où les leucocytes éosinophiles varient entre 4 et 6 %, elle est extraordinairement marquée chez le n° 20 et, chez le n° 22, elle atteint le chiffre exceptionnel de 36, 42 %.

Nous n'attachons pas de signification fâcheuse à l'éosinophilie ; nous y voyons plutôt un processus de défense contre les toxines hémolytiques sécrétées par le parasite. Chez un mineur qui a succombé à la maladie, nous avons, il est vrai, compté 28,72 % de globules blancs éosinophiles ; par contre, le nº 22, chez qui l'éonisophilie atteint 36,42 %, conserve un état de santé satisfaisant.

La leucocytose nous a paru nulle ou fort légère.

Nous résumons en quelques mots les caractères du sang dans l'ankylostomiase : diminution du nombre des hématies, diminution de la valeur globulaire, absence de leucocytose, diminution du nombre des leucocytes mononucléaires, augmentation marquée des leucocytes éosinophiles. Sans être pathognomoniques ils peuvent singulièrement aider au diagnostic et, toutes les fois que le médecin se trouvera en présence d'une formule hématologique semblable, il aura le devoir de rechercher les œufs de l'ankylostome dans les selles.

CHAPITRE VIII

Ankylostomiasés et Ankylostomiasiques

En présence des altérations sanguines que nous venons de relever chez nos vingt-deux mineurs, nous sommes en droit de les regarder tous comme des malades. Nous ne pensons pas qu'ils puissent s'acquitter de leur besogne avec la même aisance que leurs camarades indemnes ; nous croyons que leur rendement économique est amoindri.

Les intéressés cependant protestent avec énergie, et ils nous répètent à l'envi qu'ils ne sont pas souffrants. Il y a contradiction entre la santé apparente des sujets et le résultat de nos analyses.

Une telle antinomie a frappé tous les observateurs. Dubini déclarait bénigne l'ankylostomiase. MM. Trossat et Eraud, après avoir constaté la présence du parasite chez des mineurs non anémiques, en arguaient que l'anémie de Saint-Etienne n'était point celle du Gothard. En Allemagne et en Belgique, on distingue soigneusement les porteurs du ver et les malades du ver. M. Boycott déclare que « beaucoup d'individus qui hébergent le parasite dans leurs intestins ne présentent aucun signe objectif de la maladie ». M. Patrick-Manson va même jusqu'à dire que la maladie n'est que le résultat de l'état de santé de l'hôte. Dans le Nord de la France, MM. Calmette et Breton estiment que le rapport du nombre des ankylostomiasiques à celui des ankylostomiasés est seulement de 5 pour 100.

Il n'en est pas autrement dans notre région. Nous avons vainement cherché des malades à Firminy ; mais nous en avons vu quelques-uns à Grand'Croix ; nous n'en retrouvons plus à Saint-Etienne même ; mais l'enquête nous a révélé aux portes de notre ville l'existence d'un foyer très actif d'ankylostomiase. Là, nous avons observé des mineurs pâles, affaiblis, essoufflés, incapables de travailler pendant plusieurs mois.

Un d'eux est mort à l'hôpital de Bellevue, dans le service de M. le Dr Roux. A l'autopsie, on a pu recueillir dans l'intestin 1.348 ankylostomes. Il ne nous est pas permis de dévoiler les motifs d'ordre très intime qui ont amené la terminaison fatale ; nous ne pouvions cependant la passer sous silence.

La plupart de nos mineurs, tout infestés qu'ils soient, continuent leur travail. Nous avons à chercher les causes de leur résistance à la maladie.

Et d'abord, il n'est pas indifférent pour l'ouvrier de loger un plus ou moins grand nombre de parasites. Toutes choses égales d'ailleurs, la gravité de l'affection croîtra avec le chiffre des ankylostomes.

Ici, nous devons faire encore une distinction. M. Lambinet, dans ses expériences sur les chiens, a bien montré le danger des injections massives de liquide larvifère. Nos mineurs, heureusement, ne sont pas inoculés de cette façon. Les larves pénètrent en eux par petits paquets ; aussi supportent-ils plus facilement le choc. Nous pensons, toutefois, que des anémies aiguës peuvent être observées dans certains puits fortement infestés. Au Gothard, c'était la règle ; le début de la maladie presque toujours était brusque.

Les mineurs les plus malades sont, en général, de jeunes sujets. M. Looss a fort bien indiqué que « le processus est d'autant plus rapide que les animaux en expérience sont plus jeunes ». Les mineurs fortement infestés et non malades que nous avons examinés sont des hommes d'âge mûr.

Sous une forme paradoxale, M. Patrick-Manson n'a été que l'interprète de la vérité pratique. La bonne santé de l'hôte rend le parasite inoffensif. Nous voudrions montrer de quelles ressources physiologiques les mineurs de notre pays disposent pour lutter contre la maladie.

La race est vigoureuse. Ils nous viennent, pour la plupart, des hauts plateaux de la Haute-Loire et de l'Ardèche. S'ils n'en descendent pas en personne, en remontant à une ou deux générations nous touchons à l'origine montagnarde. Nous avons devant nous des représentants souvent très purs d'une des races primitives qui ont peuplé l'Europe : la race cévénole ou occidentale.

Ils sont bruns et franchement brachycéphales. Leur taille est médiocre ; les os sont peu volumineux. De là, surtout chez la femme, une véritable délicatesse de forme. Les oreilles sont petites, le nez est mince, les extrémités, pieds et mains, sont fines.

Par contre, les masses musculaires sont très développées ; la poitrine large enferme d'amples poumons.

L'équilibre nerveux de nos mineurs est absolument remarquable ; chez eux, les névroses sont rares ; très rarement nous observons les signes de l'hystéro-traumatisme, à la suite des accidents du travail.

Dans le district de Rive-de-Gier, la population diffère notablement de celle de Firminy. Les éléments ethniques y sont plus mêlés. Elle nous a paru moins solide aussi.

Saint-Etienne, placé entre les deux villes précédentes, tient plus de la seconde que de la première. Les montagnards de la Haute-Loire et de l'Ardèche y sont nombreux. Au contraire, les travailleurs de la vallée du Gier n'ont guère de raisons pour monter vers la grande ville. Chez eux, le climat est plus doux ; la direction de la vallée les protège contre les vents du Nord et l'altitude de Rive-de-Gier est de 300 mètres inférieure à celle de Saint-Etienne.

L'hygiène alimentaire de nos houilleurs est bonne. Dans la seconde moitié du siècle dernier, tous les médecins de notre ville qui étudient l'anémie ankylostomiasique notent que le mineur se nourrit bien. Les ménagères disent qu'il coûte cher à entretenir. La plupart des mineurs mangent de la viande deux fois par jour : viande froide au fond du puits, viande chaude à la maison. La rudesse du climat contribue à soutenir leurs fonctions digestives.

De fait, la viande constitue une nourriture de choix pour l'ankylostomiasé. L'élaboration s'en fait surtout dans l'estomac ; le suc gastrique transforme les aliments azotés en peptones, substances facilement absorbables et assimilables.

Le mineur boit beaucoup de vin, de deux à trois litres par jour. C'est trop et beaucoup trop. Nous avons quelque scrupule et quelque regret à constater que l'usage du vin est cependant favorable au mineur parasité. Les expériences de M. Perroncito ne laissent point de doute. Dans l'alcool à 36°, les larves meurent en cinq minutes ; des larves, au premier jour de l'encapsulement, sont plongées dans un verre de montre rempli de vin de Marsala ; vingt-cinq minutes après, elles commencent à succomber ; toutes sont mortes au bout d'une heure et vingt minutes.

La législation a exercé une très heureuse influence sur l'amélioration du sort des mineurs. Actuellement, la direction des Caisses de secours appartient aux ouvriers eux-mêmes. Ils suspendent plus facilement leur travail, ils le reprennent moins hâtivement, et l'indemnité qui leur est allouée est supérieure à celle qu'ils touchaient autrefois.

La limitation des heures de travail a produit des effets favorables sur la santé du mineur. Le temps n'est pas encore fort éloigné où l'ouvrier doublait sa journée et passait, sans interruption, près de vingt-quatre heures au fond de la mine.

Il n'est pas jusqu'à la mévente du charbon qui n'ait agi favorablement, en condamnant le mineur à ne travailler que cinq jours par semaine. La contre-partie est malheureusement une diminution du salaire.

Le point faible de l'hygiène de nos mineurs se trouve dans l'habitation. La population croît plus vite que le nombre des maisons destinées à l'abriter ; la cherté des locations en est une conséquence forcée. Sur les confins de la ville, les emplacements ne font point défaut ; c'est le logement même qui laisse à désirer. M. le Dr Berthod (de Grand'Croix) nous a fait part d'une remarque intéressante. Nombre de mineurs de sa circonscription habitent, en pleine campagne, une maison entourée d'un lopin de terre qu'ils cultivent à leurs moments perdus. Ils sont beaucoup mieux portants que les ouvriers logés au sein de l'agglomération de Grand'Croix, Rive-de-Gier, Lorette et L'Horme.

Une de nos Compagnies s'est mise à construire pour ses ouvriers de petits hameaux où le mineur trouve à fort bon compte une maisonnette confortable. Le but est louable ; nous ne pensons pas, cependant, qu'il convienne de pousser les Sociétés exploitantes dans cette voie.

CHAPITRE IX

Prophylaxie

Il ressort de l'enquête que, dans notre région, l'ankylostomiase ne constitue pas une calamité publique. Néan-
moins, l'étendue des charbonnages infestés, le nombre des
mineurs atteints, la gravité de l'affection sur un ou deux
points circonscrits, nous imposent le devoir de combattre
énergiquement l'épidémie. Nous chercherons moins à nous
rendre maîtres de la maladie par un remède unique que
par l'adoption de mesures diverses qui tendront, d'un côté,
à l'assainissement de la mine ; de l'autre, à l'amélioration
de l'hygiène du mineur.

Nous les classerons sous quatre chefs :

1o Nous verrons d'abord s'il est possible de désinfecter
chimiquement la mine ;

2o Nous passerons aux moyens physiques dont nous
disposons pour la rendre inhabitable au parasite ;

3o Nous discuterons par quelles mesures générales
nous pourrons nous opposer à l'ensemencement de la
mine ;

4º Enfin, nous examinerons les divers moyens destinés à empêcher le passage de l'ankylostome dans l'organisme du mineur.

1º **Désinfection chimique de la mine.** — La désinfection de la mine est la première idée qui se présente à l'esprit. Théoriquement, rien de plus séduisant; en pratique, la mesure est irréalisable.

Nous avons vu plus haut quelle résistance les œufs et les larves opposent aux agents chimiques. Des substances telles que l'eau de Javel, le sublimé corrosif à 2 pour 1.000, le chlorure de chaux à 2 pour 60, ont complètement échoué.

La structure d'une mine nous oppose des obstacles d'un autre ordre. A la rigueur, nous pouvons badigeonner les faces accessibles du boisage; mais comment toucher les parties qui se trouvent en contact direct avec les terres du mur et du toit ?

L'emploi de substances volatiles telles que l'ammoniaque, le sulfure de carbone, le chloroforme, nous permettrait d'atteindre la larve et de la tuer. D'autres difficultés surgissent. Nous aurions triomphé de l'inflammabilité du sulfure de carbone, de la cherté du chloroforme, qu'il nous resterait encore à trouver un dispositif pratique pour répandre uniformément les vapeurs toxiques dans la mine. Et quand nous aurions tourné la difficulté, un dernier obstacle se dresserait encore insurmontable. La mine devrait être complètement évacuée, car tout être vivant partagerait le sort de l'ankylostome.

2º **Moyens physiques destinés à rendre la mine impropre au développement de**

l'ankylostome. — Donc, nous ne pouvons songer à désinfecter chimiquement nos mines. M. Looss a récemment proposé leur stérilisation par la vapeur ou par l'eau chauffée à 80°. Le procédé n'a pas été utilisé, que nous sachions, et nous ne pouvons apprécier sa valeur pratique. Mais nous avons vu que toutes les mines ne sont pas propres à l'éclosion des œufs du parasite. L'une est sèche, l'autre est froide, et, pour des motifs différents, l'une et l'autre sont stériles. L'art de nos ingénieurs ne pourrait-il réaliser partout ces deux desiderata : assécher parfaitement la mine et abaisser la température jusqu'au point où l'œuf ne peut éclore ?

Il ne nous est pas donné de tarir d'une manière absolue l'humidité des houillères. Nous devrons nous contenter de capter les eaux, dans la mesure du possible, et d'en assurer l'écoulement. Parfois, elles seront conduites jusqu'au puisard par une canalisation étanche, ainsi que nous l'avons vu à Comberigol. D'autres fois, on creusera au bord des galeries des rigoles ou *rizes*, où l'eau courra librement à une pente suffisante ; l'œuf, nous le savons, ne s'y développera pas. Autant que nous le pourrons, nous détruirons les flaques stagnantes et nous nous opposerons à la formation des boues.

Les mines poussiéreuses sont exposées au danger des explosions ; on les arrose et, en Allemagne notamment, cette pratique a fait de houillères indemnes des foyers d'ankylostomiase. Il est nécessaire de réduire l'arrosage au strict minimum.

Nous avons plus de prise sur la température de la mine que sur son humidité. La chaleur joue un rôle prépondérant dans l'éclosion des œufs et dans la succession des métamorphoses larvaires. A la température de 17º C., dans nos laboratoires, les œufs donnent des larves viables ; mais il n'en est plus de même au fond de la mine : l'œuf n'y éclôt guère qu'à une température supérieure à 22º, car le parasite est très sensible aux variations du thermomètre. M. le Dr Tenholt (de Bochum), rapporteur allemand au Congrès international d'hygiène tenu à Bruxelles, n'a pas craint de dire : « Là où il est possible de faire baisser la température jusqu'à 22º C., grâce à une ventilation plus énergique, toutes les autres mesures sont superflues ».

La formule est exacte pour nos houillères, toutes celles qui sont froides sont indemnes aussi ; mais il n'est point aisé de réaliser un tel desideratum.

Dans son rapport de 1903, M. le Dr Breton assure qu'il est très facile de maintenir, dans la mine, une température moyenne de 10º à 15º. Ce serait trop beau. En dépit de la puissance de nos ventilateurs, nous ne pourrons toujours obtenir une température inférieure à 22º. Même l'aphorisme de M. Tenholt cessera peut-être un jour d'être exact, et il n'est pas impossible que, par sélection naturelle, l'ankylostome finisse par s'adapter à des milieux plus rigoureux. Nous n'en persistons pas moins à demander une énergique ventilation dans toutes les exploitations où elle se trouve encore insuffisante. Lors même que nous ne parviendrions pas à rendre la mine absolument impropre au développement du parasite, nous fournirons du moins à nos ouvriers un air plus respirable, nous améliorerons leur santé et ainsi nous augmenterons singulièrement leur résistance à l'anémie.

3° **Mesures pour empêcher l'ensemencement de la mine.** — Quel que puisse être l'état physique d'une mine, elle ne serait jamais contaminée si l'on n'y déposait des œufs d'ankylostome. Nous touchons vraiment au nœud du problème qui nous est posé. Aussi s'est-on ingénié, dans tous les pays envahis, à empêcher l'ensemencement des galeries souterraines et, en théorie, nous savons comment nous aurons à procéder.

A. *Interdiction à tout ankylostomiasé de descendre dans la mine.* — La mine est-elle neuve ? Est-elle indemne ? Nous ne laisserons pénétrer au fond que les ouvriers dont les selles seront reconnues exemptes d'œufs d'ankylostome. Ainsi la mine sera toujours à l'abri de la contamination.

Nous commencerons donc par examiner les selles de tous les mineurs du bassin et nous ouvrirons l'accès des puits aux seuls ouvriers que deux examens, répétés à huit jours d'intervalle, auront démontrés indemnes. Tout mineur reconnu infesté devra se soumettre au traitement et ne redescendra dans la mine qu'après guérison complète.

Au nord de la France, les esprits inclinent à cette solution ; dans notre région, nous la croyons inapplicable. Le programme, d'apparence très simple, se heurte immédiatement à de graves difficultés économiques.

D'abord, tous les mineurs du bassin, sans exception, devraient être examinés ; pour cette besogne, des médecins familiarisés avec la recherche des œufs seraient nécessaires. Il faudrait créer des postes d'examen et des hôpitaux-baraques. Les dépenses excéderaient certainement la puissance financière de nos Compagnies.

Pendant ce temps, l'extraction du charbon serait gravement entravée; les ouvriers manqueraient, car ce n'est pas en quelques jours qu'on pourrait remplacer des équipes éprouvées.

Du côté des ouvriers, nous apercevons des obstacles encore plus malaisément surmontables. Les manœuvres, venus récemment de la campagne, indemnes par le seul fait de leur origine, seraient favorisés au détriment des piqueurs et des boiseurs expérimentés, souvent en proie au ver. Tous les ouvriers, avant d'obtenir leur certificat de santé, perdraient plusieurs journées de travail. Quant aux porteurs du ver, l'hospitalisation les séparerait de leur famille pendant le temps nécessaire au traitement. De là encore un chômage forcé qui s'étendrait parfois à plusieurs semaines. Ce serait la misère pour le travailleur et sa famille. Enfin, nous savons que les médicaments échouent dans un certain nombre de cas. Le mineur qui, après avoir été soigné, garderait des œufs dans les selles ne pourrait reprendre le travail du fond pendant plusieurs années et devrait être occupé au dehors : une importante perte de salaire en serait la conséquence.

Assurément, l'ouvrier pourrait et devrait être indemnisé ; il le sera toujours incomplètement. Puis, qui ferait les frais d'une dépense aussi considérable ? Les Compagnies seraient impuissantes, aussi bien que les Caisses de secours des mineurs.

L'expérience, au surplus, a été faite en Allemagne, dans le bassin de la Westphalie. Le nombre des mineurs examinés et traités, les sommes énormes dépensées, la vigueur déployée par l'Administration impériale ont rendu

presque dramatique cet épisode de la lutte contre l'ankylostome. L'échec faillit être aussi grandiose que l'entreprise. Au bout de 14 mois, les ressources de la puissante
Caisse générale de secours étaient presque taries : 3.480 ouvriers, sur 14.430, n'avaient pu être débarrassés de leurs
parasites ; des interpellations se faisaient entendre au
Reichstag. Le 9 janvier 1905, une grève éclatait dans le
district de Dortmund. Parti des mines Preussen I et II,
Gneisenau, Scharnhorst, Kaiserstuhl I et II, le mouvement
s'étendait rapidement et, 10 jours après, 203 fosses étaient
abandonnées ; 176.000 mineurs avaient suspendu leur
travail. Les mesures vexatoires prises contre l'extension
de l'ankylostomiase constituaient le principal grief des
ouvriers. Malgré « l'énergie de fer » dont elle se vantait et
les félicitations qu'elle se décernait par la bouche de M.
Moeller, ministre du Commerce et de l'Industrie, l'Administration dut consentir à des accommodements. Notre état
social ne se prêterait point à des expériences aussi dange-
reuses.

Nous ne parlons que pour le temps présent et pour
la situation actuelle. A l'avenir, les puits nouveaux qu'ou-
vriront les Compagnies d'exploitation ne devraient être
foncés que par des ouvriers reconnus indemnes ; aucun
mineur ne devrait descendre au fond sans avoir été examiné
par un médecin compétent. L'expérience acquise aux puits
Combes et Gillier ne saurait être perdue pour nous.

Cette mesure préventive deviendra plus urgente encore
si des recherches heureuses confirment un jour les théories
de savants éminents, s'il est démontré que l'étage houiller
de Rive-de-Gier se prolonge sous celui de Saint-Etienne,

si nos ingénieurs doivent aller chercher le charbon à 1.200 ou 1.500 mètres de profondeur. La chaleur des galeries sera considérable et leur ventilation moins efficace. Mieux vaudra n'introduire aucun mineur suspect dans les exploitations futures.

B. *Interdiction au mineur de s'exonérer dans la mine.* — Sans empêcher le porteur de ver de descendre dans la mine, on peut lui interdire de s'y exonérer. Ainsi présentée, l'idée est excellente et, s'il était facile de la réaliser, la maladie des mineurs serait rapidement éteinte. Si aucun œuf n'est déposé dans les chantiers, aucune larve n'y pourra plus éclore, et comme, à l'estimation la plus large, la vie des larves n'excède pas 6 ans, la mine sera complètement débarrassée en un petit nombre d'années.

Lorsque le percement du tunnel du Simplon fut décidé, on pouvait craindre l'apparition d'une épidémie ankylostomiasique aussi désastreuse qu'au tunnel du Gothard. Il n'en a rien été. Dès le début des travaux, la Direction installa des latrines roulantes qu'on vidait hors du tunnel, et elle défendit sévèrement aux ouvriers de déposer leurs déjections à l'intérieur de la galerie. Le succès fut complet : l'ankylostomiase est restée inconnue au Simplon. M. le Prof. Bugnyon (de Lausanne), avec une obligeance égale à sa haute compétence, a bien voulu nous confirmer expressément le fait.

Sans aucun doute, la solution est là : que l'ouvrier ne souille pas la mine et l'ankylostome aura bientôt vécu. Nous inviterons d'abord le mineur à prendre ses précautions avant de descendre sous terre ; il en a le loisir, car, sur vingt-quatre heures, il n'en passe que neuf dans la mine. L'éducation de l'intestin est parfaitement réalisable. Les gouverneurs, les sous-gouverneurs, quelques mineurs particulièrement intelligents ne vont jamais à la selle dans le fond. Tous les ouvriers peuvent et doivent les imiter. Déjà, çà et là, les efforts de nos ingénieurs ont été couronnés de succès.

Lorsque le mineur ne se sera pas exonéré chez lui, il trouvera sur le carreau de la mine des cabinets d'aisances bien aménagés. Toutes les Compagnies seront tenues d'établir, à l'entrée de chaque puits, des water-closets en quantité proportionnelle au nombre des ouvriers en activité. Nous pensons qu'un siège par quarante ouvriers est nécessaire.

Les cabinets seront placés en contre-bas de l'orifice du puits et du côté opposé aux vents dominants de la région. Un toit et des cloisons les protègeront contre les intempéries, sans nuire à l'aération. Nous demandons qu'ils soient construits auec un certain luxe ; ce n'est qu'à cette condition qu'ils pourront être maintenus dans une exquise propreté. Nous n'avons vu, dans nos pays, aucune installation convenable ; les water-closets de quelques grandes gares donnent une idée assez juste de ce que nous désirons.

L'abondance de l'eau dans nos régions, la rapidité de nos cours d'eau, leur désinfection relative par les résidus industriels, nous permettront d'établir à peu près partout le système du « tout à l'égout ». Toutes les fois qu'il sera possible, des appareils à chasse automatique seront annexés aux cabinets. Les cuvettes seront montées sur siphons ou sur un collecteur commun muni d'un siphon. Nous n'avons pas à nous inquiéter de la nocivité de l'ankylostome à l'air extérieur. Sous notre climat, l'œuf n'éclôt pas hors de la mine; il n'éclôt pas dans l'eau courante. Dussions-nous même recourir aux citernes étanches, les matières resteront tout aussi inoffensives; nous savons que la fermentation putride détruit rapidement larves et œufs.

Il serait à souhaiter que le siège à la turque cédât partout la place aux cuvettes avec siège amovible. La Commission administrative des Hospices de Saint-Etienne a pu réaliser cette amélioration dans notre grand hôpital de Bellevue. Avec quelques efforts, nous réussirions dans le milieu des mineurs, où règne une remarquable camaraderie et où, du reste, les maladies vénériennes sont rares.

Supposons que la construction des water-closets à la surface soit parfaite, que nos mineurs soient animés de la meilleure volonté, que toutes les précautions enfin aient été prises; nous n'avons pas supprimé les besoins inopinés. Où l'ouvrier du fond s'exonérera-t-il? En Allemagne, en Belgique, dans notre pays, à Carmaux et à Commentry, des tinettes mobiles ont été mises à la disposition des mineurs. L'Administration allemande en impose l'usage et punit sans merci les infractions au règlement. Des amendes graduées de 10 à 50 marks et finalement l'exclusion frappent les délinquants. Cependant, les résultats sont plutôt médiocres. La sévérité du règlement n'a supprimé ni les négligences ni les mauvais vouloirs. Souvent les tinettes sont malpropres et l'ouvrier se déleste ailleurs.

En Belgique, où l'on ne peut déployer la même rigueur qu'en Allemagne, plusieurs charbonnages, parmi lesquels nous citerons ceux de Patience, Beaujonc, Espérance, Bonne-Fortune, installèrent, en 1899, des seaux hygiéniques dans le fond et persuadèrent aux ouvriers de les utiliser. La consigne ne fut observée que peu de temps ; bientôt les mineurs se relâchèrent et, en présence de leur attitude frondeuse, les Compagnies renoncèrent à l'emploi des tinettes ; les mineurs furent engagés à s'exonérer dans les berlines.

Cet échec n'a pas découragé l'Administration des Mines de Belgique. Un arrêté royal du 4 novembre 1904 a divisé les houillères en deux catégories : les infectées et les indemnes. Dans la première catégorie, l'usage des baquets devient obligatoire ; dans la seconde, le mineur reste libre de se soulager où il voudra. Nous sommes persuadés que les règlements se heurteront aux mêmes obstacles et tomberont en désuétude.

Tous les gîtes houillers ne se prêtent pas à l'introduction des tinettes mobiles. Les difficultés d'installation deviennent insurmontables dans certains charbonnages des départements du Nord et du Pas-de-Calais, à raison du peu d'épaisseur des veines de houille et de la longueur des chantiers. M. Calmette, directeur de l'Institut Pasteur de Lille, et son collaborateur, M. Breton, renoncent, en fin de compte, à l'emploi des baquets dans leur bassin.

Ici, nous serions plus favorisés ; mais nous apercevons trop d'obstacles encore pour que nous songions à rendre l'emploi des tinettes général et obligatoire. L'exemple des mines allemandes nous persuade que les dépenses imposées seraient inutiles. D'autre part, le système belge nous paraît inapplicable chez nous ; nous créerions entre les Compagnies exploitantes des différences de charges fort lourdes, car le fonctionnement des tinettes est coûteux et compliqué. Nous nous contenterons d'exiger l'installation d'un cabinet d'aisances près de la recette inférieure, pour l'usage des ouvriers qui circulent à l'entour : encageurs, palefreniers, lampistes. Quant aux mineurs proprement dits, ils seront simplement invités à satisfaire leurs besoins pressants au fond des bennes à charbon. Sous aucun prétexte, ils ne se soulageront dans les anciens travaux, dans les chantiers en remblayage, dans les bennes à remblai. L'interdiction sera absolue.

En interrogeant de vieux ouvriers, nous avons pu nous convaincre que l'habitude de s'exonérer dans les bennes est plus fréquente aujourd'hui qu'autrefois. Le mineur cherche instinctivement à se débarrasser des odeurs qui l'incommodent. Nous favoriserons ses tendances naturelles et nous pensons que l'injonction d'aller toujours à la selle dans les bennes sera facilement agréée par nos ouvriers.

Nous n'estimons pas qu'une selle déposée de temps en temps dans une benne altère sensiblement la qualité du charbon. Un piqueur abat en huit heures quinze bennes de charbon, de 525 kilogr. chacune. Au milieu de huit tonnes de houille une selle représente une quantité à peu près négligeable. Nous pouvons croire, d'ailleurs, que tous les mineurs ne satisferont pas tous les jours à leurs besoins dans la mine. Et enfin, le charbon n'est pas livré tel quel à la consommation : il subit un triage. Si l'ouvrier veut bien se délester au fond de la benne et la marquer d'un signe distinctif, il sera facile de la nettoyer lorsqu'on la renversera pour la vider.

Dans certaines exploitations, les bennes à remblai sont distinctes des bennes à charbon. Les secondes seules ser-

viront aux besoins urgents ; jamais on n'utilisera les premières, à moins que leur nettoyage ne soit parfaitement
assuré au dehors. Quant aux Compagnies dont le matériel
sert indifféremment au remblai et au charbon, elles devront
assidûment veiller à la propreté des bennes. Les déjections
du mineur doivent, à tout prix, sortir de la mine et n'y
rentrer sous aucun prétexte.

Qu'on nous entende bien. Nous ne déconseillons pas
aux Compagnies d'installer des tinettes dans les galeries
de roulage ; elles le feront, comme celles de Carmaux et
de Commentry, à leurs risques et périls, si elles trouvent
que la valeur de leur charbon y gagnera. Au point de vue
strict de l'ankylostomiase, le procédé auquel nous nous
sommes résignés nous donne satisfaction. La mine ne sera
pas souillée : c'est assez, à nos yeux.

4º **Moyens d'empêcher le passage du ver
dans l'organisme du mineur.** — D'abord, nous
recommanderons que la plus grande propreté règne sur
les parois et le sol des galeries. Nous avons visité les mines
les plus contaminées ; nous les avons trouvées, en général,
bien tenues. Çà et là pourtant, et sur d'assez longs parcours,
nous avons rencontré une boue abondante et épaisse. Cette
boue est chargée de larves, elle est souvent septique ; les
chevaux la disséminent dans les galeries les plus reculées,
le mineur y souille ses chaussures et ses vêtements. Nous
répèterons qu'il faut faire la guerre à la boue. S'il est
difficile et même impossible de l'enlever et de la transporter
au dehors, qu'on l'empêche au moins de se former. Nous
demanderons aussi qu'on débarrasse la mine des détritus
et des bois sans usage.

Souvent nous avons observé sur le boisage de grosses moisissures, connues sous le nom de « champignons ». Les larves y pullulent. De temps à autre, il conviendrait de faire tomber ces végétations malsaines et de badigeonner les surfaces d'implantation avec du sulfate de fer dissous dans l'eau, volume à volume. La solution possède quelque efficacité.

Nous avons eu le regret de constater, au cours de nos visites, qu'un certain nombre d'ouvriers travaillaient pieds nus, malgré les conseils des ingénieurs. Il y a là un danger, nous l'avons montré. Les larves qui vivent dans la boue des galeries s'attaquent aux extrémités inférieures et pénètrent dans l'organisme. Tous les mineurs devraient être chaussés.

Plus d'une fois nous avons vu des vêtements accrochés le long d'un boisage humide et couvert de moisissures. L'ouvrier sera averti du péril et nous lui recommanderons de ne suspendre veste et chemise qu'aux endroits secs.

La question des repas est importante. Nous engagerons l'ouvrier à ne s'asseoir que sur des planches neuves et sèches, à ne pas s'adosser contre les parois humides des galeries. Le mineur expérimenté connaît le danger, il sait qu'à s'asseoir sur de vieux bois il gagnera des éruptions prurigineuses ; le jeune travailleur, moins prudent, néglige ces précautions : on le mettra en garde contre le péril. Des instructions très simples seront rédigées et mises sous les yeux des ouvriers ; le surveillant, d'ailleurs, au cours de ses tournées les rappellera aux négligents.

Le mineur enferme ordinairement ses vivres dans un sac de toile ; il le suspend au boisage. A Saint-Etienne

même, beaucoup de mineurs emploient le bidon de fer-
blanc pour défendre leur pitance contre les rats ; nous
pensons qu'il y aurait avantage à substituer partout au sac
le récipient métallique impénétrable aux larves d'ankylostome.

Pour ce qui regarde les aliments, nous n'avons que
peu d'observations à présenter. Le mineur apporte la
nourriture qui lui convient : pain, vin, viande, fromage,
chocolat. L'eau est fournie par les Sociétés d'exploitation ;
elle est de bonne qualité. Une Compagnie la fait encore
descendre dans des bennes ; l'usage de barils propres et
bien bouchés sera rendu obligatoire. Parfois le nettoyage
des récipients laisse à désirer ; une surveillance atten-
tive suffira pour remédier aux négligences du personnel
inférieur.

Nous en venons à la propreté des mains. C'est la main
qui porte la larve à la bouche ; plus souvent encore, le
parasite pénètre au sein de l'organisme en s'insinuant dans
le derme des mains, surtout au niveau des espaces inter-
digitaux. Plusieurs hygiénistes insistent pour que les
ouvriers mangent leur pain et leur viande en les tenant
enveloppés de papier. Le procédé n'est pas commode ; de
plus, il ne peut être, pensons-nous, que d'une médiocre
utilité.

La poussière de charbon ne dégoûte pas le mineur, et
elle est inoffensive. Avec la boue, le point de vue change.
Le mineur essaie de se débarrasser de cette couche
gluante : il frotte ses mains comme il peut dans le charbon
sec ; d'autres fois, il ne craint pas d'uriner sur ses doigts.
Pour nous, la boue n'est pas seulement répugnante, elle

est coupable d'autres méfaits. Les larves dont elle est
chargée pénètrent dans la peau ou sont dégluties avec les
aliments.

Aussi, pensons-nous que dans quelques mines très
contaminées ou, plus précisément, dans celles où les
mineurs contractent des éruptions cutanées, il serait désirable de donner à l'ouvrier le moyen de se laver les
mains au moment des repas. En pratique, ce n'est point
aisé. Il faut de l'eau, il faut du savon, il faut des linges. L'eau,
réceptacle des larves, doit être recueillie dans des baquets et
remontée au jour. Nous proposons de recourir à l'eau salée.
Le sel exerce une action nocive sur les larves ; M. Perroncito
l'avait noté. Des barils d'eau salée à 10 pour 100, d'une
forme spéciale, munis d'un robinet, seront accrochés au
boisage sur les points où les ouvriers se groupent pour
prendre leur repas ; sous le filet de liquide que laissera
échapper le robinet, le mineur frottera ses mains souillées ;
il n'aura pas à les essuyer, il les secouera seulement. L'eau
pourra couler librement sur le sol, car sa teneur en chlorure de sodium la rend impropre au développement des
embryons. Çà et là, cette saumure cristallisera et contri-
buera à la stérilisation de la mine. M. le Prof. Blanchard a
constaté que les mines de sel gemme de Wieliczka sont
indemnes d'ankylostomes.

Au long des plans inclinés, nous avons vu presque
partout des mains courantes en fer ; quelques-unes cependant étaient de chanvre, imprégnées d'une boue épaisse et
grasse qui les rendait très suspectes. Il est facile de sup-
primer ces dernières dans les puits humides.

L'idée de nettoyer le corps de l'ouvrier au sortir de

la mine était très heureuse. Pendant longtemps, on a pu croire que la création de lavabos-vestiaires ne répondait qu'aux desiderata de l'hygiène générale ; mais depuis que M. Looss nous a révélé l'importance de la voie cutanée dans le processus de pénétration des larves, notre point de vue s'est modifié. Le lavabo-vestiaire n'est plus seulement utile, il est devenu nécessaire. Il faut que la peau du mineur soit débarrassée, au sortir du puits, des impuretés qui la souillent, et notamment des larves qui pourraient y adhérer. Nous n'empêcherons malheureusement pas les infestations au cours du travail ; nous les rendrons moins fréquentes, en diminuant la durée des contacts.

Lavé sous une pluie d'eau chaude, le mineur s'essuyera et reprendra secs et chauds ses vêtements de ville suspendus à la partie supérieure du hall-vestiaire. Les vêtements de travail prendront leur place et, pendant l'absence de l'ouvrier, sècheront à fond. La dessication parfaite est un des meilleurs moyens de détruire les larves que nous possédions. Nous pourrons ainsi nous dispenser des buanderies coûteuses dont les inconvénients sont nombreux et que les ouvriers repoussent. Nous avons remarqué particulièrement le dispositif employé au puits Gillier, de la Compagnie des Mines de la Péronnière. Un gros tube à ailettes, où circule la vapeur, est logé dans l'angle rentrant de la toiture et parcourt le hall de bout en bout. L'air ascendant s'échappe par des évents et assure l'aération. D'autres Compagnies placent les tubes de vapeur le long des murs et entourent, pour ainsi dire, le hall d'un cercle de chaleur. Quel que soit le dispositif employé, nous demandons que la chaleur de la partie supérieure des vestiaires soit suffisante pour assécher rapidement et complètement les vêtements des mineurs.

Plusieurs lavabos-vestiaires existent déjà dans notre bassin ; leur nombre n'est point suffisant. A nos yeux, le lavabo est une annexe indispensable de la mine, et toutes les Compagnies houillères devront en élever un à l'entrée de chaque puits d'extraction.

Nous savons que la présence de l'ankylostome dans un puits se traduit, avant tout, par des éruptions cutanées chez les ouvriers du fond. Les lavabos-vestiaires nous permettront de contrôler avec efficacité l'état hygiénique des chantiers. Il sera bon que le médecin de la mine assiste périodiquement à la sortie des ouvriers et les examine à leur passage sous la douche. L'intégrité des téguments le rassurera ; leur altération lui inspirera une suspicion légitime. Dès que le doute poindra dans son esprit, il devra rechercher les œufs dans les selles.

CHAPITRE X

Traitement

La mine est assainie; notre tâche n'est point terminée. Nous avons à soigner les malades du ver.

Les hôpitaux communaux de la région ne peuvent ni ne doivent être utilisés pour le traitement des ankylostomiasiques. Aucun, sauf celui de Saint-Etienne, ne possède le personnel et le matériel indispensables. L'hôpital de Saint-Etienne, si bien pourvu qu'il soit, ne saurait suffire à cette cure spéciale. Déjà il est encombré de malades, et l'on ne pourrait contraindre l'Administration des Hospices ni les chefs de service à soigner les mineurs de Firminy ou de Rive-de-Gier, au détriment de la population stéphanoise.

Au surplus, le voudrions-nous, nous ne pourrions imposer à l'ankylostomiasique le séjour dans un hôpital. La plupart de nos mineurs sont mariés et pères de famille; nous nous heurterions à une résistance invincible. Nous devons réaliser la cure à l'aide de simples dispensaires. M. le Prof. Malvoz, à Liège, a résolu le problème avec autant de sûreté que d'économie. Le traitement dure trois jours et le mineur est toujours renvoyé chez lui pour la nuit.

Nous n'avons pas qualité pour dire à qui incomberont les dépenses. Nous indiquerons, tout au moins, que nous aimerions confier à nos Compagnies houillères le soin d'assurer le traitement des mineurs atteints. Seules, elles nous offrent les garanties nécessaires. Nous trouvons en elles des collectivités solides, éclairées, capables d'esprit de suite. Elles doivent assainir la mine ; ce sont elles que nous chargerons encore d'organiser les dispensaires d'ankylostomiasiques.

Les frais sont minimes à Liège ; nous nous réduirons aussi à la plus stricte économie. Il ne sera pas nécessaire d'édifier des constructions neuves. Une maison ordinaire peut servir et l'aménagement en sera aisé. Cinq pièces suffiront : une salle-laboratoire pour le médecin, un dortoir de trois lits, un cabinet pour recueillir les matières ; joignons-y une cuisine et une chambre d'infirmier. C'est tout.

Un bon microscope sera le meuble principal et le plus coûteux ; le reste de l'instrumentation ne représentera qu'une somme modique.

Quatre dispensaires sont indiqués dans notre bassin : un à Firminy, un à La Ricamarie, un troisième à Saint-Etienne ; le dernier fonctionnera à Grand'Croix.

Plusieurs Compagnies de Mines possèdent des hôpitaux particuliers ; il sera facile, croyons-nous, d'en adapter une partie au but spécial que nous poursuivons.

Avant de traiter les malades, il conviendra d'établir un diagnostic précis. L'examen clinique ne suffit pas, le microscope seul donnera la certitude. Nous avons sous la main le personnel médical requis. Mais, comme la recherche de l'ankylostome ne fait pas partie de l'enseignement que nos étudiants reçoivent à l'Université, un court apprentissage sera nécessaire pour former le chef du dispensaire. Nous estimons qu'en un mois et demi, sans nuire à ses occupations professionnelles, un médecin instruit deviendra tout à fait apte à rechercher les œufs du parasite dans les selles des mineurs.

Une fois le diagnostic établi, le traitement médicamenteux commence. Plusieurs drogues nouvelles ont été proposées ; elles n'ont pas encore fait leurs preuves et nous nous en tiendrons prudemment au thymol, au chloroforme, à l'extrait éthéré de fougère mâle.

Le thymol ou acide thymique, que la fixité de sa composition rendrait précieux, est malheureusement la plus toxique des trois substances ; il est même dangereux chez les sujets très anémiés. Le médecin devra le réserver pour des cas spéciaux.

Le chloroforme exerce une action très énergique sur le parasite. Depuis longtemps nous l'employons comme tænifuge, à la dose de 4 grammes. Les succès sont remarquables ; mais nous avons observé parfois des sommeils prolongés, presque inquiétants.

Reste l'extrait éthéré de fougère mâle. C'est le médicament de choix ; il est efficace et les accidents sont rares, à la condition de laisser le malade au lit pendant les heures qui suivent l'absorption du remède. La dose habituelle est de 8 grammes ; mais il faut se rappeler que tous les extraits n'ont pas la même valeur ; vieillis, ils perdent une partie de leur efficacité.

En alliant plusieurs substances helminthicides, on exalte leurs propriétés ; l'idée a été réalisée de diverses manières. C'est à l'association du chloroforme et de la fougère mâle que se sont arrêtés les fondateurs du dispensaire de Liège. Par des modifications successives, la pratique de M. le Prof. Malvoz et de son assistant, M. le Dr Lambinet, est arrivée à une telle simplification, que nous conseillons de l'adopter sans y rien changer.

La veille du traitement, vers le soir, MM. Malvoz et Lambinet font prendre au malade un cachet purgatif contenant :

$$\left\{ \begin{array}{l} \text{Jalap} \ldots \ldots \\ \text{Calomel} \ldots \ldots \end{array} \right\} \text{de chaque 20 centigr.}$$

Le lendemain matin, le mineur absorbe huit capsules de 0 gr. 50 cgr. d'extrait de fougère mâle.

Au bout d'une heure, huit autres capsules sont administrées.

Le malade garde le lit. On lui donne, pendant toute la matinée, du café fort, du thé, de l'eau-de-vie.

A 2 heures, le mineur prend, au dispensaire, son premier repas composé de bouillon, d'œufs et d'un bifteck ; puis il rentre à son domicile.

Le lendemain, le malade reste chez lui.

Le troisième jour, au matin, il revient au dispensaire et on lui administre, à jeun, la moitié de la potion suivante :

$$\left\{ \begin{array}{ll} \text{Extrait éthéré de fougère mâle} \ldots & \text{4 gr.} \\ \text{Chloroforme anesthésique} \ldots \ldots & \text{2 gr.} \\ \text{Glycérine} \ldots \ldots \ldots \ldots \ldots & \text{40 gr.} \end{array} \right.$$

L'autre moitié est absorbée une heure après.

Le mineur reste au lit jusqu'à deux heures de l'après-midi, prend un repas semblable à celui de l'avant-veille et rentre définitivement chez lui.

Souvent une seule cure ne suffit pas ; on en recommencera une seconde huit ou quinze jours après, si le microscope démontre la persistance des œufs dans les selles.

Nous avons remarqué qu'après l'expulsion des parasites, le nombre des globules rouges croit beaucoup plus vite que la quantité d'hémoglobine. Le désaccord est frappant et, pendant une période plus ou moins longue, nous nous trouvons en présence d'une situation paradoxale. La valeur globulaire diminue à mesure que le malade tend à la guérison. Aussi recommandons-nous, pour favoriser la régénération de l'hémoglobine, d'administrer aux ankylostomiasés des préparations ferrugineuses. Ce traitement complémentaire, très facile à suivre, n'entraîne pas la suspension du travail.

Dans certains cas, l'ouvrier ne redescendra pas immédiatement au fond de la mine ; on l'occupera, pendant quelques semaines, aux travaux du dehors.

CONCLUSIONS PRATIQUES

Parmi les mesures hygiéniques que nous préconisons, toutes n'ont pas la même importance ; dans l'état actuel de notre législation, toutes ne sauraient être rendues obligatoires au même degré ; il en est, enfin, que la nature des choses rend particulièrement irréalisables. Nous les partageons en deux catégories. Les unes revêtiront le caractère impératif ; nous présenterons les autres sous forme de conseils. La Commission les a examinées une à une et les a sanctionnées de son vote.

A. **Mesures obligatoires.**

1o Des water-closets seront installés au jour, à proximité des puits. Le nombre des sièges sera établi à raison d'un, au moins, pour quarante ouvriers.

2o Une tinette sera disposée au fond, au voisinage de la recette.

3o Des lavabos-vestiaires seront construits à l'entrée de chaque puits d'extraction et disposés de manière à pouvoir être utilisés par la totalité des ouvriers du fond.

4o Dans les mines où l'aérage naturel ne suffit pas à

abaisser en hiver la température des chantiers d'exploitation au-dessous de 22º C., la ventilation mécanique sera obligatoire. Toutefois, le Préfet pourra dispenser de cette obligation les mines peu importantes, où l'état sanitaire sera reconnu satisfaisant.

5º Il sera rigoureusement interdit aux ouvriers de souiller la mine de leurs déjections.

6º Les bennes que les ouvriers auront utilisées pour s'exonérer seront marquées d'un signe conventionnel et soigneusement nettoyées au jour.

B. Mesures à conseiller aux exploitants et aux ouvriers.

1º Des mesures seront prises pour éviter la stagnation de l'eau et l'accumulation de la boue dans les chantiers et les galeries.

2º L'eau de boisson sera toujours descendue dans des barils très propres et bien bouchés.

3º Il conviendra de fournir aux mineurs de l'eau pour se laver les mains avant le repas, et, dans les mines très contaminées, l'eau sera salée à 10 pour 100.

4º Dans les régions humides, les mains courantes en chanvre seront remplacées par des mains courantes en fer.

5º Les ouvriers ne suspendront leurs vêtements qu'aux parties sèches du boisage.

6º Les ouvriers du fond seront toujours chaussés.

7º Les ouvriers éviteront de s'asseoir sur de vieux bois, de s'adosser aux parois humides des galeries.

8º Au sac de toile, l'ouvrier fera bien de substituer un récipient métallique pour renfermer ses aliments.

9º De temps en temps, les médecins des Compagnies examineront les ouvriers au sortir de la douche et vérifieront l'état de leurs téguments.

10º Des dispensaires seront créés par les Compagnies pour traiter les mineurs ankylostomiasés et les débarrasser du parasite.

11º Théoriquement, dans le cas où de nouvelles exploitations viendraient à s'ouvrir, il serait désirable de n'y introduire que des ouvriers indemnes d'ankylostomes.

Les meilleurs règlements ne seront d'aucune utilité si tous, directeurs et ouvriers, ne collaborent à l'œuvre d'assainissement. Nos ingénieurs feront certainement leur devoir ; nous aurons à porter la conviction dans l'esprit de nos mineurs. Nous les éclairerons sur les dangers qui les menacent, nous ferons appel à leur esprit de solidarité, nous agirons sur eux par l'intermédiaire de leurs syndicats et de leurs sociétés d'assistance.

Nous devons compter sur l'accord généreux de toutes les bonnes volontés ; sans quoi, nos efforts resteraient malheureusement infructueux.

TABLE

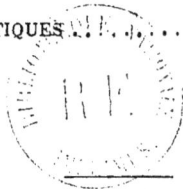

Saint-Etienne, imprimerie de « La Loire Républicaine », rue de la Bourse, 20.